Hefte zur Unfallheilkunde
Beihefte zur Zeitschrift „Der Unfallchirurg"

Herausgegeben von:
J. Rehn, L. Schweiberer und H. Tscherne

193

Imo Scheuer   Gert Muhr

Die Meniskusnaht

Eine sinnvolle Therapie

Mit 40 Abbildungen

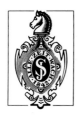

Springer-Verlag
Berlin Heidelberg New York
London Paris Tokyo

Reihenherausgeber

Prof. Dr. Jörg Rehn
Mauracher Straße 15, D-7809 Denzlingen

Prof. Dr. Leonhard Schweiberer
Direktor der Chirurgischen Universitätsklinik München-Innenstadt
Nußbaumstraße 20, D-8000 München 2

Prof. Dr. Harald Tscherne
Medizinische Hochschule, Unfallchirurgische Klinik
Konstanty-Gutschow-Straße 8, D-3000 Hannover 61

Autoren

Priv.-Doz. Dr. Imo Scheuer
Unfallchirurgische Klinik am Kreiskrankenhaus
Herford, Akademisches Lehrkrankenhaus,
Schwarzenmoorstraße 70, D-4900 Herford

Prof. Dr. Gert Muhr
Chirurgische Klinik und Poliklinik der
Berufsgenossenschaftlichen Krankenanstalten
„Bergmannsheil" Bochum, Univ.-Klinik,
Hunscheidtstraße 1, D-4630 Bochum

ISBN 3-540-18957-2 Springer-Verlag Berlin Heidelberg New York
ISBN 0-387-18957-2 Springer-Verlag New York Berlin Heidelberg

CIP-Kurztitelaufnahme der Deutschen Bibliothek. Scheuer, Imo: Die Meniskusnaht : e. sinnvolle Therapie / Imo Scheuer ; Gert Muhr. – Berlin ; Heidelberg ; New York ; London ; Paris ; Tokyo : Springer, 1988
(Hefte zur Unfallheilkunde ; 193)
ISBN 3-540-18957-2 (Berlin ...) brosch.
ISBN 0-387-18957-2 (New York ...) brosch.
NE: Muhr, Gert:; GT

Dieses Werk ist urheberrechtlich geschützt. Die dadurch begründeten Rechte, insbesondere die der Übersetzung, des Nachdrucks, des Vortrags, der Entnahme von Abbildungen und Tabellen, der Funksendung, der Mikroverfilmung oder der Vervielfältigung auf anderen Wegen und der Speicherung in Datenverarbeitungsanlagen, bleiben, auch bei nur auszugsweiser Verwertung, vorbehalten. Eine Vervielfältigung dieses Werkes oder von Teilen dieses Werkes ist auch im Einzelfall nur in den Grenzen der gesetzlichen Bestimmungen des Urheberrechtsgesetzes der Bundesrepublik Deutschland vom 9. September 1965 in der Fassung vom 24. Juni 1985 zulässig. Sie ist grundsätzlich vergütungspflichtig. Zuwiderhandlungen unterliegen den Strafbestimmungen des Urheberrechtsgesetzes.

© Springer-Verlag Berlin Heidelberg 1988
Printed in Germany.

Die Wiedergabe von Gebrauchsnamen, Handelsnamen, Warenbezeichnungen usw. in diesem Buch berechtigt auch ohne besondere Kennzeichnung nicht zu der Annahme, daß solche Namen im Sinne der Warenzeichen- und Markenschutz-Gesetzgebung als frei zu betrachten wären und daher von jedermann benutzt werden dürften.

Produkthaftung: Für Angaben über Dosierungsanweisungen und Applikationsformen kann vom Verlag keine Gewähr übernommen werden. Derartige Angaben müssen vom jeweiligen Anwender im Einzelfall anhand anderer Literaturstellen auf ihre Richtigkeit überprüft werden.

Druck und Einband: Druckhaus Beltz, Hemsbach/Bergstr.
2124/3140-543210 – Gedruckt auf säurefreiem Papier

Danksagung

Herrn Prof. Dr. J. Rehn danke ich für seinen wertvollen Rat, seine Förderung und seine großzügige Unterstützung dieser Arbeit.

Für die Möglichkeit, die histologischen Schnitte im Pathologischen Institut des „Bergmannsheil" anzufertigen, möchte ich mich bei Herrn Prof. Dr. G. Könn und seinem Nachfolger, Herrn Prof. Dr. K.M. Müller sowie Herrn Dr. W.P. Oellig bedanken, die mich jederzeit in der besonderen Frage der Meniskuspathologie unterstützt und beraten haben.

Dank sagen möchte ich Herrn Prof. Dr. W. Weller für die Bereitstellung des Tierstalls und der Versuchstiere.

Die Photoarbeiten wurden unter Mithilfe von Frau Brücher, Herrn Schlüter und Herrn Wagner erledigt; Frau Taube war mir behilflich bei der Beschaffung der Literatur, Frau Zimmermann assistierte mir bei den Experimenten. Für ihren unermüdlichen Einsatz sei ihnen gedankt.

Frau Krosser hat die Schreibarbeiten dankenswerterweise erledigt, sie war mir eine große Hilfe.

Allen möchte ich für ihr Zuvorkommen, ihre Beratung, die Hilfestellung die die Mitarbeit herzlich danken.

Imo Scheuer

Inhaltsverzeichnis

1	*Einleitung*	1
2	*Fragestellung*	4
3	*Anatomie, Funktion und Morphologie der Menisken des Kniegelenks*	5
3.1	Anatomie des Kniegelenks	5
3.2	Funktion der Menisken	6
3.3	Welche Folgen hat der Meniskusverlust für ein Kniegelenk?	8
3.4	Wie reißt ein Meniskus?	11
3.5	Was bewirkt der Riß im Meniskusgewebe?	12
4	*Gegenwärtiger Stand der Meniskusdiagnostik und -therapie*	15
4.1	Meniskusdiagnostik	15
4.2	Die Therapie von Meniskusläsionen	18
5	*Tierexperimentelle Untersuchungen zum Meniskuserhalt*	29
5.1	Versuchstiere	29
5.2	Methodik	30
5.3	Nahtmaterial	34
5.4	Nahttechnik	34
5.5	Versuchsdauer	35
5.6	Postoperative Kontrolluntersuchungen	35
5.6.1	Arthroskopieinstrumentarium	36
5.7	Herstellen der Meniskuspräparate	36
6	*Ergebnisse*	37
6.1	Komplikationen	37
6.2	Arthroskopische Verlaufskontrolle	37
6.3	Morphologische Beurteilung	41
6.3.1	Beurteilung der Längsinzision	42
6.3.2	Beurteilung der Querinzision	45
6.4	Histologie	52
6.5	Mikroradiographische Befunde	58
6.5.1	Normale Gefäßanatomie	60
6.5.2	Gefäßversorgung von genähten Menisken	60
6.6	Begleitveränderungen am operierten Kniegelenk	61
6.7	Zusammenfassung der Befunde	64
7	*Diskussion der experimentellen Ergebnisse*	67

8	Meniskuserhalt in der Klinik	74
9	Klinische Schlußfolgerungen	81
10	Zusammenfassung	83
Literatur		85
Sachverzeichnis		101

1 Einleitung

Chirurgische Lehrmeinung ist, daß ein abgerissener Meniskus entfernt werden muß. Der frei bewegliche, nicht mehr kapsulär geführte Meniskusanteil schädigt den Kniegelenkknorpel auf Dauer mehr, als jene mechanischen Störungen, die durch die Entfernung zu erwarten sind [24, 36, 37, 39, 46, 48, 59–61, 86, 153, 179, 228, 239, 242, 271, 299, 319, 320, 344, 345, 372, 389].

Seit der Jahrhundertwende beschäftigen sich unzählige Publikationen [49, 50, 179, 202, 203, 380, 391] mit der „halbmondförmigen Sonderwissenschaft" [271]. Als operative Behandlungsverfahren der Meniskusläsion konkurrieren hartnäckig *teilweise,* [36–38,

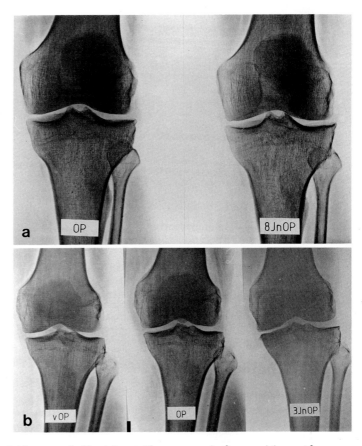

Abb. 1a–d. Arthroseentwicklung nach Meniskusentfernung. **a** Außenmeniskusentfernung, Arthrosewulst am Schienbeinkopf; **b** Innenmeniskusentfernung, präoperativ leichte Arthrosezeichnung, 3 Jahre nach der Operation mittelschwere Arthrose

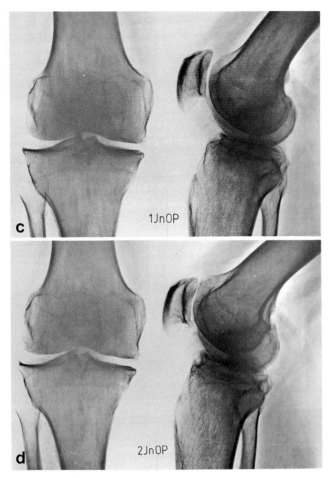

Abb. 1. c Innen- und Außenmeniskusentfernung, danach weiter Berufsfußballspieler. 1 Jahr nach der Operation mittelschwere Panarthrose und **d** 2 Jahre später schwerste Panarthrose

76, 77, 82, 122, 161, 201, 217, 228, 268, 308, 357], *subtotale* und *totale* [7, 8, 54, 62, 83, 109, 125, 180, 319–321, 349] Meniskusentfernungen, obwohl, bezüglich ihrer Spätergebnisse, bei den einzelnen Resektionsverfahren keine signifikanten Unterschiede vorliegen [24, 62, 362].

Bereits um die Jahrhundertwende wurden Versuche unternommen, den lädierten Meniskus zu erhalten [50, 179, 202]. Diese logisch richtige Idee des Meniskuserhalts ist in Vergessenheit geraten, ja es gilt als obsolet, den Substanzriß zu nähen. Nur selten wird in Publikationen von gelungenen Meniskusnähten berichtet [65, 235, 395, 396]. Auffällig an diesen Arbeiten ist, daß es sich hierbei nur um die Reinsertion des vom kapsulären Ansatz traumatisch gelösten Meniskus handelt, wie z.B. beim Schienbeinkopfbruch. Bis heute gilt jedoch, daß die Naht des gerissenen Meniskuskörpers sinnlos ist.

Etwa 50% schlechte Spätergebnisse [172, 327–329] nach den unterschiedlichen Resektionstechniken sind beschrieben (s. Abb. 1a–d [156, 216, 241, 271, 297, 309, 349, 362,

405]). Vor allem ist dann mit schlechten Spätergebnissen zu rechnen, wenn die Entfernung beim Heranwachsenden erfolgt [14, 23, 70, 230, 254, 257, 330, 375]. Diese Erfahrungen zwingen dazu, den Sinn dieses Behandlungsdogmas in Frage zu stellen. Daraus läßt sich zwangsläufig der Meniskuserhalt als ideales Behandlungsverfahren ableiten. Sinnvoll ist diese Maßnahme nur dann, wenn die Meniskussubstanz so gesund ist, daß sie den mechanisch-funktionellen Beanspruchungen auch weiter gewachsen ist. Also verbietet die fortgeschrittene Degeneration, die eine Rißbereitschaft erhöht, chirurgisch reparative Maßnahmen. Ferner muß die operative Therapie so perfekt sein, daß weder technisch noch instrumentell arthroseinduzierende Schäden gesetzt werden können. Letztes Ziel ist eine dauerhafte, funktionell beanspruchbare Meniskusnarbe.

2 Fragestellung

Die im vorstehenden Abschnitt aufgeworfenen Probleme zu klären und eine mögliche, einfach reproduzierbare Lösung anzubieten, ist das Ziel der vorliegenden Arbeit.

Im einzelnen soll geklärt werden:
1. Ist eine Meniskusnaht technisch ausführbar?
2. Führen bestimmte Operationstechniken zur dauerhaften Heilung?
3. Welche Konditionen vermeiden die operative Arthroseinduktion?
4. Wie können der präexistente Degenerationsgrad und die postoperative Heilung kontrolliert werden?

Sollten die tierexperimentellen Ergebnisse erfolgreich sein, ist der klinische Einsatz der Meniskusnaht geplant.

3 Anatomie, Funktion und Morphologie der Menisken des Kniegelenks

3.1 Anatomie des Kniegelenks

Das Kniegelenk ist ein Gelenk der Superlative [247]; es besitzt die größten Knorpelflächen, das größte Sesambein und mit den Hüft- und Kreuzbein-Darmbein-Gelenken die stärksten Bänder. Die Gelenkführung wird durch die knöcherne Konfiguration, den Kapsel-Band-Apparat, die Menisken und die Muskulatur gesteuert.

Die Funktionseinheit Kniegelenk läßt sich anatomisch in 5 Einzelgelenke unterteilen, die in Verbindung stehen. Vorne oben liegt das femoropatellare Gelenk, das aus der Kniescheibenrückfläche und dem Kniescheibengleitlager der Oberschenkelrolle gebildet wird. Die Gelenkverbindung zwischen Oberschenkel und Schienbein (Articulatio tibiofemoralis) wird durch die zwischengeschalteten Zwischenknorpelscheiben medial und lateral in je 2 Gelenkverbindungen unterteilt — die Articulatio meniscofemoralis and meniscotibialis [45, 101, 284, 341, 369].

Der Gelenkknorpel des Kniegelenks ist nicht in der Lage, die beträchtlichen Formdifferenzen von Oberschenkelrolle und Schienbeinkopf auszugleichen, im Gegensatz zum Hüft- oder oberen Sprunggelenk ist die ossäre Führung schlecht. Die Menisken füllen die Raumlücken zwischen Oberschenkelrolle und Schienbeinkopf aus und helfen so, die Gelenkfläche zu vergrößern [349].

Zum Verständnis der Meniskusfunktion, die für die Gelenkprognose entscheidend ist, muß die Anatomie näher beschrieben werden. Der *mediale Meniskus* entspringt mit seinem Vorderhorn bandartig am ventralen Rand der Eminentia intercondylaris. Faserbündel können zum vorderen Kreuzband sowie zur medialen vorderen Tibiafläche in Richtung auf die Tuberositas tibiae ziehen. Entlang des Tibiakopfrands zieht der Meniskus nach hinten und ist mit der inneren Schicht des Innenbands — dem Kapselband — fest verwachsen, das sich in einen längeren meniskofemoralen und einen kürzeren meniskotibialen Abschnitt teilt [1, 42, 43, 101, 158, 159]. Zwischen der inneren und äußeren Innenbandschicht kann ein Schleimbeutel liegen [43], so daß die oberflächliche Innenbandschicht keine Verbindung zum Innenmeniskus hat. Die dorsomediale Kniegelenkkapsel kann ein stärkeres Faserbündel — das „posterior oblique ligament" (hinteres Schrägband [158]) — aufweisen, aus dem Faserzüge zur dorsomedialen Innenmeniskuskante ziehen. Das hintere Schrägband zieht vom Epicondylus medialis femoris schräg nach distal-dorsal zum Ansatz des M. semimembranosus; von hier inserieren in schräger Richtung einige Fasern an der Unterkante des Innenmeniskushinterhorns [89]. Dadurch wird der Innenmeniskus bei der Beugung nach dorsal gezogen. Schließlich setzt das Innenmeniskushinterhorn hinter der Eminentia intercodylaris vor dem Ansatz des hinteren Kreuzbands breit am Tibiakopf an. Vorne ist der Innenmeniskus über das Lig. transversum genus mit dem vorderen Abschnitt des Außenmeniskus verbunden. Der Innenmeniskus beschreibt einen halbkreisförmigen Bogen und ähnelt einem C. Das Hinterhorn des Innenmeniskus ist in der Aufsicht etwas breiter als das Vorderhorn. Die Breitenangaben variieren zwischen 5 und 17 mm [101, 349]. Die Höhe der Innenmeniskusbasis beträgt im Vorderhornbereich bis zu 3,5 mm und nimmt zum Hinterhorn bis 8,5 mm zu.

Der *Außenmeniskus* ist im Durchschnitt 12–13 mm breit, die Basishöhe beträgt etwa 4–6 mm und weist individuelle Größen- und Formvarianten auf [293]. Der laterale Meniskus hat einen wesentlich kleineren Krümmungsradius als der Innenmeniskus und ist fast zu einem Ring geschlossen. Im Querschnitt erscheinen die Gelenkflächen des Außenmeniskus leicht bikonkav, während der Innenmeniskus eher eine Keilform hat, mit leicht konkaver Oberfläche und leicht konvexer Unterfläche. Diese spezifischen Meniskusformen ergeben sich aus der unterschiedlichen Form der Oberschenkelrollen zu den Tibiakopfgelenkflächen. Das Vorder- und Hinterhorn des Außenmeniskus setzt vor und knapp hinter dem Tuberculum laterale am Schienbeinkopf an. Etwa 1 cm vor dem Ansatz des Außenmeniskushinterhorns zieht das Lig. menisci lateralis vom Meniskus nach mediokranial und setzt in der Fossa intercondylaris am Femur an. Das Hinterhorn des Außenmeniskus kann dorsal Faserzüge zum hinteren Kreuzband abgeben (Wrisberg-Band oder Lig. meniscofemorale posterius). Ebenso variabel können Fasern zum hinteren oberen Kreuzbandanteil ziehen (Humphrys-Band oder Lig. meniscofemorale anterius [42, 44]). Die Außenmeniskusbasis ist locker mit der Gelenkkapsel verbunden, ausgenommen der Kreuzungsstelle der Popliteussehne knapp hinter dem lateralen Seitenband. Faserzüge der Popliteussehne knapp hinter dem lateralen Seitenband. Faserzüge des Popliteusmuskels setzen direkt am Außenmeniskushinterhorn an [203, 212].

3.2 Funktion der Menisken

Die *Kniegelenkfunktion* ist abhängig von dem ungestörten Zusammenspiel von Gelenkflächen, Kniegelenkkapsel, Kniebandapparat, einwirkenden Muskelkräften und Menisken. Seit Mitte des vorigen Jahrhunderts entwickelten sich die Vorstellungen über die Kniegelenkmechanik kontinuierlich weiter [101]. Heute wird die Funktion, die sich aus Gleit-, Roll- und Drehbewegungen zusammensetzt [101, 188, 356], als räumlich geschlossene, kinematische Kette [128, 160] gesehen, die sich an einem Viergelenkgetriebemodell nachvollziehen läßt [232–234].

Bei Beugung und Drehung im Kniegelenk liegen die *Menisken* mit ihrer konkaven Oberfläche der Krümmung der Oberschenkelrollen an und werden gegenüber der Schienbeinkopfgelenkfläche verschoben. Der beweglichere Außenmeniskus kann dabei eine doppelt so große Strecke wie der fest an der Kapsel sitzende Innenmeniskus zurücklegen. In Streckstellung des Kniegelenks werden die Menisken in die Länge gezogen und verschmälert, in Beugestellung gestaucht und stark nach hinten verschoben, bis die Vorderhörner maximal angespannt sind. Zugleich wird der Hinterhornbereich der Menisken einer vermehrten Druckbelastung ausgesetzt [28, 101, 111, 307, 405, 406]. Aktiv zieht der M. semimembranosus den Innenmeniskus nach hinten, der M. popliteus den Außenmeniskus aktiv aus der Belastungszone [89, 147, 203].

In Streckstellung blockiert der Bandapparat das Kniegelenk, mit zunehmender Beugung ist eine aktive und passive Rotation des Unterschenkels gegen den Oberschenkel möglich. Die Drehachse geht nahe der Eminenta intercondylaris durch den medialen Schienbeinkopf, die Kreisbewegung erfolgt hauptsächlich im äußeren Gelenkanteil [380], dem lateralen meniskotibialen Gelenk.

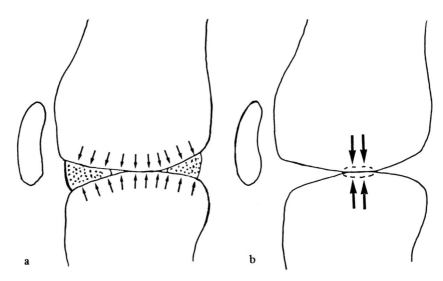

Abb. 2a, b. Knorpelkontaktfläche und Belastungsverteilung im Knie, a *mit* und b *ohne* Menisken

Bei Streckung des Kniegelenks vollführt der Unterschenkel kurz vor Erreichen der vollen Streckung eine leichte Außenrotationsbewegung von 5–10°. Diese Schlußrotation ist auf die Formgebung des Kniegelenks sowie das gleichmäßige Anspannen von äußerem und innerem Bandsystem zurückzuführen [211, 233]. Den Meniskusvorderhörnern wird dabei eine gewisse Hemmung der Streckung, durch Anschlagen der C-Knorpel an die Oberschenkelrolle, zugeschrieben [45, 101].

Kontaktflächenmessungen in verschiedenen Beugestellungen des Kniegelenks unter Belastung haben ergeben [181], daß sich bei intakten Menisken der tatsächliche Knorpelkontakt in Streckung bzw. leichter Beugung des Kniegelenks verdoppelt. In Streckstellung liegt durchschnittlich eine Knorpelkontaktfläche von 2,9 cm^2 am Außenspalt und 4,7 cm^2 am Innenspalt vor. Die Gesamtkontaktfläche im Kniegelenk erhöht sich durch den medialen Meniskus um 3,7 cm^2, durch den Außenmeniskus durchschnittlich um 2,2 cm^2 (Abb. 2a, b).

Messungen unter Belastung haben ergeben [98], daß die Menisken zunächst zentrifugal um einige mm auseinanderweichen und dabei gespannt und deformiert werden. Unter Zunahme der einsetzenden Knorpeldeformation *transformieren* die Menisken schließlich die einwirkende Druckkraft teilweise in eine Zugkraft, welche sich auf die Gelenkkapsel überträgt. Nur ein Teil des einwirkenden *Drucks* wird über die Menisken auf die umgebenden Knorpelkontaktbezirke *verteilt*. Messungen haben ferner ergeben, daß 30–70% des auf das Kniegelenk einwirkenden Gesamtdrucks von den Menisken übertragen wird [197, 336, 338, 384]. Der Außenmeniskus scheint dabei in Streckstellung einen höheren kraftübertragenden Anteil zu haben als der Innenmeniskus [338].

Weiter zeigen Untersuchungen [385] an Leichenknien mit intakten und entfernten Menisken die *gelenkstabilisierende* Fähigkeit der Zwischenknorpel. Durch seine Formgebung kann v.a. das Innenmeniskushinterhorn, in Verbindung mit einer Zugbeanspruchung, eine Begrenzung der Außenrotation des Kniegelenks bewirken [343].

Ferner ist eine leichte Zunahme der Rotationsinstabilität nach Durchtrennung des Meniskushalteapparats festzustellen [132, 147, 386]. Bei totaler Meniskusentfernung nimmt die Stabilität des Kniegelenks signifikant ab [269], die Innenbandreißfestigkeit ist dann beispielsweise am Hundekniegelenk um 10% herabgesetzt. Klinische Nachuntersuchungen nach Meniskusentfernung bestätigen diese experimentell gewonnenen Erkenntnisse [172]. Bei präoperativ klinisch festen Kniegelenken konnte nach der Meniskusentfernung postoperativ bei annähernd allen Patienten eine Kniebandinstabilität nachgewiesen werden [403].

Trotz zahlreicher neuerer Untersuchungen ist immer noch wenig über die genaue Meniskusfunktion bekannt [171, 172]. Die *funktionelle Bedeutung* der Kniegelenkmenisken läßt sich zusammenfassen in:
— Gelenkoberflächenvergrößerung
— Gelenkführung
— Gelenkstabilisierung
— Kraftübertragung
— Krafttransformation
— Gewichtsabsorption
— Knorpelnutrition

3.3 Welche Folgen hat der Meniskusverlust für ein Kniegelenk?

Durch den fehlenden Oberflächenausgleich kommt es zunächst zu einer erheblichen Inkongruenz der artikulierenden Gelenkflächen [341]. Auch bei partieller Meniskusentfernung ist die Knorpelkontaktfläche des Kniegelenkes bereits erheblich vermindert [136]. Dadurch wird der Knorpel zwangsläufig einer erhöhten Druckbelastung ausgesetzt, Spitzenbelastungen können nicht mehr abgepuffert werden [336, 340] (s. Abb. 2). Die immer beim Meniskusverlust auftretende, leichte Knieinstabilität führt über vermehrte Scherkräfte zu weiteren unphysiologischen Knorpelbandbeanspruchungen. Die Knorpeloberfläche wird nach dem Meniskusverlust nicht mehr „dosiert durchwalkt", so daß die notwendige Diffusion reduziert wird. Diese aufgeführten Einflüsse müssen zwangsläufig zu sich potenzierenden Knorpelveränderungen führen (Abb. 3), was auch tierexperimentell nachgewiesen werden konnte [216].

Bühler u. Kieser [51] berichten über derartige Veränderungen im Kniegelenk nach Meniskektomie; bei mehr als 1/4 ihrer kontrollierten Patienten sind 5 Jahre nach der *Meniskektomie schwere* Knorpelschäden nachweisbar. Eigene arthroskopische Kontrollen zurückliegender Meniskusentfernungen (6 Monate–30 Jahre nach Operation) decken bei allen 77 kontrollierten Patienten zu gleichen Teilen nicht nur leichtgradige oberflächliche, sondern nicht selten tiefgreifende Knorpelschäden bzw. Knorpeldefekte auf (Tabelle 1).

Diese Knorpelschäden können isoliert oder kombiniert an der Oberschenkelrolle und am Schienbeinkopf auftreten; meist sind beide Gelenkflächen beteiligt.

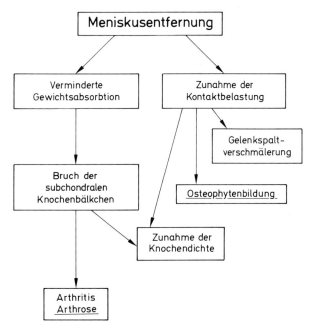

Abb. 3. Auswirkungen der Meniskusentfernung auf das Kniegelenk

Tabelle 1. Abhängigkeit von *Knorpelschäden* und *Begleitsynovitis* bei 77 Patienten, die nach isolierter Meniskusentfernung arthroskopisch kontrolliert wurden — 100% Folgeschäden an den operierten Kniegelenken! — . („Bergmannsheil" Bochum 1977 bis 1981)

	Schleimhautbefund Reizlos	Gereizt	Synovitis mit Erguß
I. *Oberflächliche* Knorpelaufrauhungen, -aufbrüche	38	23	12	3
II. *Tiefe* Knorpelaufbrüche und -defekte	39	0	12	27
	77	23	24	30

Diese Knorpelschäden sind durch Knorpelverletzungen, z.T. durch die erhöhte mechanische Beanspruchung verursacht. Über die Zerstörung von Knorpelzellen werden Enzyme freigesetzt, die ihrerseits die Knorpelmatrix abbauen und zerstören können. Zusätzlich reizen kleinste Knorpelpartikel die Synovialis, die ihrerseits Enzyme, Leukozyten und Flüssigkeit freisetzt; sie reagiert mit allen Zeichen einer abakteriellen Entzündung. Neben dem Kapselödem in der akuten Entzündungsphase, treten später Fibrosierungen der Weichteile auf, mit nachfolgenden Ernährungsstörungen der Gelenkkapsel, die ihrerseits — über die pathologische Synovia — schädigend auf den Gelenkknorpel wirken. Schließlich führen die geschilderten Vergänge zu einem verstärkten Knorpelabbau, der wiederum die Synovitis unterhält. Die beschriebene ständige Wechselwirkung der schädigenden Einflüsse führt ätiopathogenetisch schließlich zum klinischen Krankheitsbild des chronischen Reizknies [6, 52, 71, 72, 112, 278, 279].

Höhndorfer u. Weber [156] weisen darauf hin, daß in den ersten 10 Jahren nach der Meniskusoperation mit einer zunehmenden Gonarthrose zu rechnen ist. Geringfügige Gelenkspaltveränderungen im Röntgenbild — wie die angedeutete subchondrale Verdichtung des Knochens, kleine Konsolenbildungen und zipflige Randausziehungen —, sind einige Jahre nach der Meniskusentfernung fast immer nachweisbar (Abb. 4). Diese Spätschäden sind verantwortlich für die zahlreichen schlechten Spätergebnisse [25, 41, 62, 74, 79, 80, 82, 88, 98, 106, 109, 130, 146, 151, 172, 241, 242, 292, 297, 309, 327–329, 348, 362, 407].

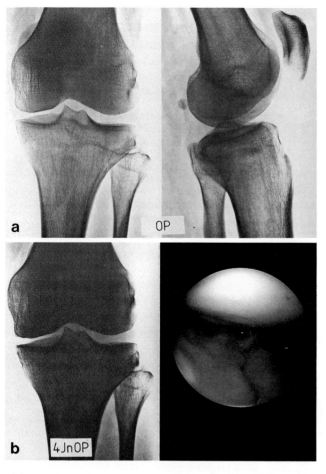

Abb. 4a, b. Arthrose nach Meniskusoperation. a Präoperativ *keine* Arthrosezeichen, b leichte Innenspaltarthrose 4 Jahre nach Innenmeniskusresektion; arthroskopisch schmaler Restmeniskus, degenerative Knorpelveränderungen

Schlechte klinische Resultate liegen nach der Meniskusoperation v.a. bei Patienten vor, wenn diese vor dem 20. Lebensjahr operiert werden mußten [70, 370]. Für die schlechten Behandlungsergebnisse nach traumatischer Meniskuszerreißung bei Jugendlichen sind in erster Linie zusätzliche Begleitverletzungen verantwortlich zu machen, denn jugendliche Menisken zerreißen nur nach einem sehr heftigen Primärtrauma, das meist begleitende Kapsel-Band- und Knorpelverletzungen nach sich zieht.

3.4 Wie reißt ein Meniskus?

Wie, wann und an welcher Stelle ein Meniskus reißt, hängt von zahlreichen Faktoren ab, wie der Stärke und Richtung der einwirkenden Kraft und der momentanen Funktionsstellung von Meniskus und Kniegelenk. Von Bedeutung ist ferner der Zustand des Kniegelenks zum Zeitpunkt der Schädigung. Die Lage, Länge und Art des Meniskusrisses ergibt sich aus der vorgegebenen Faserarchitektur, dem Alter und dem Grad der Degeneration des Meniskusgewebes. Zum besseren Verständnis müssen einige pathophysiologische Hinweise gegeben werden.

Systematische Untersuchungen über die Histologie des Meniskus [162, 221, 307, 367, 398] und über seine Gefäßversorgung [142, 192, 193, 272, 273] ergeben, daß 3 Meniskuszonen im Querschnitt zu unterscheiden sind:

1. die gefäßlose, knorpelige Innenzone, die etwa 3/4 des Meniskus einnimmt,
2. die fibröse Zone aus straffem Faserbindegewebe, die etwa 1/4 des Querschnitts und dem Kapselansatz des Meniskus entspricht (hier sind im Meniskuskern bereits Gefäße anzutreffen),
3. die gefäßführende parameniskeale Randzone, die aus Faserbindegewebe besteht.

Die gefäßführenden Abschnitte des Meniskus sind auch als sog. Regenerationszone [142, 143] anzusehen. Die Menisken werden überwiegend von der ringförmig angelegten, gefäßführenden Ansatzzone ernährt. Die Diffusion von Synovialflüssigkeit [66] ist für die Nutrition bedeutungslos [193].

Histologisch besteht das Faserknorpelgewebe aus Zellen und Zwischensubstanz (Grundsubstanz). Die Zellen sind Träger des Stoffwechsels [388] und bilden die Zwischensubstanz, welcher die Stützfunktion zukommt. Die Zwischensubstanz besteht aus einem faserigen und einem homogenen Anteil. Je nach anteilmäßiger Zusammensetzung und Beschaffenheit unterscheidet man den hyalinen, elastischen und Faserknorpel. Der Faserknorpel ist zellarm, nur in unmittelbarer Umgebung der Zellen sind die kollagenen Fasern von der homogenen Substanz maskiert. Die Menisken sind als sog. „Knorpelsehne" anzusehen [28], da sie nur Reste der knorpeligen Kittsubstanz aufweisen und im Inneren im wesentlichen aus sehnigem Gewebe bestehen [306].

Die *kollagenen Fasern* des Meniskuskerns sind zu Bündeln angeordnet, die miteinander verflochten sind [162, 367]. Teilweise laufen auch kollagene Faserzüge radiär, das heißt quer zu den Faserbündeln. Die einzelnen kollagenen Fasern sind fein gewellt, bedingt durch zahlreiche, feine, elastische Fasern, die in Längsrichtung der kollagenen Bündel angeordnet sind. Im inneren Meniskusanteil sind Knorpelzellen in das kollagene Fasergerüst mit eingebaut. Diese Knorpelzellen treten etwa synchron mit dem Laufenlernen des Säuglings im

Meniskus auf [367, 398], so daß sie als Reizantwort der vermehrten Beanspruchung zu werten sind. Folglich ist die äußere, fibröse Meniskuszone im wesentlichen auf Zug- oder Scherkräfte eingerichtet [56, 288, 381].

Die Peripherie des Meniskus ist von einem zugfesten Ring umgeben [381], bestehend aus längsgestellten, in sich verflochtenen kollagenen Bündeln. Im mittleren Meniskusdrittel setzen sich diese kollagenen Bündel longitudinal fort, biegen jedoch dann arkadenähnlich ab und enden am freien Meniskusrand. Elastizitätsuntersuchungen der Kniegelenkmenisken haben ergeben [56, 226, 333–335], daß die Längsfestigkeit des Meniskus etwa 15mal größer ist als seine Querfestigkeit. Hieraus ist die *erhöhte Rißanfälligkeit* des Meniskus in *Längsrichtung* abzuleiten [288, 381].

Die pathophysiologische *Meniskusdegeneration* wird zurückgeführt auf die trägen Stoffwechselvorgänge im Meniskus, seine geringe Gefäßversorgung und die dauernde mechanische Beanspruchung [66, 162, 209, 252, 253, 281, 282, 307, 339, 343, 367, 371]. Das Ausmaß der Verschleißveränderungen ist individuell verschieden und hängt von konstitutionellen und dispositionellen Faktoren ab [301, 367, 404–406]. Reihenuntersuchungen haben gezeigt, daß praktisch ab dem 4. Lebensjahrzehnt kein Meniskus mehr vorgefunden wird, der frei von Degenerationserscheinungen ist [189–191, 367]. Grad und Ausmaß der altersbedingten Abnutzungsveränderungen an den Menisken unterliegen jedoch starken, individuellen Schwankungen [189–191, 342, 367].

Reißversuche mit Menisken haben ergeben [226, 333–335], daß mit zunehmender Meniskusdegeneration die Reißfestigkeit des Meniskus abnimmt. Hieraus läßt sich, vereinfacht ausgedrückt, der reine *traumatische Meniskusriß* und der *spontane Meniskusschaden* (Meniskopathie) ableiten. Bei fließenden Übergängen ist eine einwandfreie Unterscheidung und Abgrenzung der Entstehungsursache der Meniskusschädigung oft nur aufgrund der Anamnese, der Symptome, des operativen und des histologischen Befunds möglich.

Allgemein anerkannt ist, daß *direkt* oder *indirekt* einwirkende *Gewalt* zum traumatischen Meniskusriß führen kann [7, 9, 30, 50, 55, 57, 127, 194, 195, 201, 350, 352, 353].

Meniskusrisse, die bei alltäglichen Bewegungen ohne besondere Gewalteinwirkung auftreten, werden als *Spontanrisse,* bedingt durch fortschreitende Degeneration, angesehen [7, 11, 12, 53, 66, 67, 108, 126, 219, 220, 285, 286, 342, 353]. Anlagebedingte oder erworbene Faktoren – Band- und Bindegewebeschwäche, Achsenfehlstellungen des Beins, Gelenkfrakturen u.a. – können die Meniskusalterung verstärken.

Von großer Bedeutung ist, bei vorgegebener Veranlagung, der vorzeitige Aufbrauch der Zwischenknorpelscheiben infolge spezifischer, tätigkeitsbedingter Vorbelastung, Fehlbelastung und chronischer Traumatisierung [57, 206, 208, 296] im Sinne der Summation von Mikrotraumen. Bei entsprechender Veranlagung kann es so, durch das Mißverhältnis von Beanspruchungs- und Leistungsvermögen, zu vermehrten Abnutzungsvorgängen im Meniskus kommen, die schließlich zur degenerativen Meniskopathie und zur Berstung des Meniskusgefüges führen. Voraussetzung hierfür ist jedoch eine jahrelange Überbeanspruchung des Meniskusgewebes [7, 20, 21, 143] (Abb. 5a–c).

3.5 Was bewirkt der Riß im Meniskusgewebe?

Die Antwort ist wesentlich für die spätere Beurteilung der tierexperimentellen Ergebnisse. In der Umgebung des Geweberisses kommt es zu geringfügigen reparativen Vorgängen (Zell-

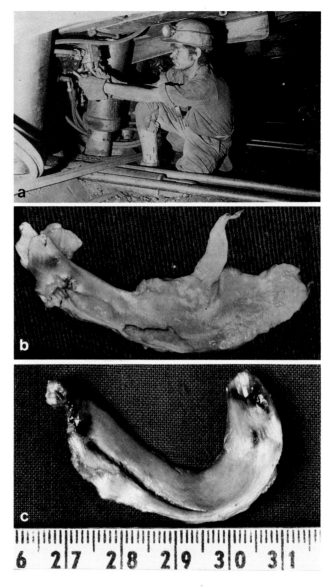

Abb. 5a–c. Kniebelastende Arbeit unter Tage (**a**), Meniskopathie, spontan gerissener Innenmeniskus, degenerativ verändert (**b**) und frischer traumatischer Längsriß, makroskopisch gesundes Meniskusgewebe (**c**)

proliferation, Faserneubildung). Die besondere Durchblutungssituation und die ständige mechanische Alteration bremsen diese Vorgänge ab, so daß zunehmend mehr oder weniger starke degenerative Veränderungen im Rißbereich des Meniskusgewebes auftreten.

Pathologisch-histologisch sind am beschädigten Meniskus eindeutig zu unterscheiden:

1. *Reparative Prozesse,* die von den degenerativen Veränderungen abzugrenzen sind [190]. Diese reparativen Prozesse setzen immer einen Riß voraus.
2. *Degenerative* Veränderungen, wobei wiederum die *primäre* von der *sekundären* Degeneration zu trennen ist.

Zu 1. Reparative Prozesse setzen immer dann ein, wenn ein Riß vorliegt. Ein frischer Riß zeigt einen ausgefransten Rand, Erythrozyten können je nach Rißlokalisation vorhanden sein. Später treten fibrinöse Beläge auf, begleitet von herdförmigen Knorpelzellproliferationen. Wochen nach dem Riß sind Fibroblasten mit beginnender Faserbildung zu erkennen. Monate danach schließt sich ein zellarmes Fasergewebe mit Abrundung des Rißrands und bindegewebigen Randpolsterbildungen an. Wenn diese reparativen Prozesse ungestört ablaufen, läßt sich, in Verbindung mit Vorgeschichte und Operationsbefund, histologisch recht gut das Rißalter beurteilen [17, 18, 190, 191, 368]. Fettsubstanzen können im Verletzungsbereich in den ersten Wochen häufig nachgewiesen werden, später nehmen sie wieder ab [18].

Zu 2. Die *degenerativen Veränderungen* am Meniskus betreffen primär die Fasern des Faserknorpels sowie die Grundsubstanz. Zunächst wird eine verstärkte Faserzeichnung erkennbar, begleitet von Verquellungen der Grundsubstanz und anschließendem Verlust der Faserzeichnung. In Verbindung mit einer verstärkten Anfärbbarkeit (Basophilie) stellt sich das Bild der mukoiden Degeneration feingeweblich dar. Es folgt die Demaskierung der Meniskusfasern (asbestartige Degeneration), schließlich können Lückenbildungen auftreten (Mikroganglien, Pseudozysten). Solche degenerativen Veränderungen verursachen reaktive Vorgänge, wie eine leichtgradige Knorpelzellproliferation (sog. Pseudoknorpelzellproliferation) und gelegentlich eine nestartige Vermehrung der Knorpelzellkerne (sog. Brutkapseln), mit herdförmigen Einsprossungen von Fibroblasten und Angioblasten bis in das Innere des Meniskus [190, 191].

Die Meniskusdegeneration entsteht altersbedingt, **kann sekundär posttraumatisch** einsetzen oder hinzukommen [17, 155]. Die sekundäre Meniskusdegeneration wird etwa 6–8 Wochen nach dem Riß beobachtet, v.a. bei fortbestehender Einklemmung; sie ist als Drucknekrose der Zwischenknorpelscheibe zu bewerten [127, 383].

Die *Unterscheidung* primärer oder sekundärer Meniskusdegeneration ist mit gewissen Einschränkungen möglich [11, 17, 67, 352, 368]. Reißt ein primär degenerierter Meniskus, so laufen die reparativen Prozesse im Bereich der Ränder, im Gegensatz zum gesunden Gewebe, hier verzögert ab.

Feingeweblich findet man neben den *einzeitigen* auch *mehrzeitige* Zusammenhangstrennungen, d.h. Meniskusrisse, die sich zeitlich fortschreitend weiter entwickelt haben [34, 39, 53, 55, 99, 190, 191, 199, 201, 214, 264, 304, 339]. Mit zunehmender Degeneration und hohem Rißalter wächst auch die Zahl der fortschreitenden Meniskusrisse [264]. Histologisch zeigt der *mehrzeitige* Meniskusriß unterschiedliche Rißrandreaktionen, *einzeitige* Risse weisen dagegen in den verschiedenen untersuchten Rißabschnitten ein gleichförmiges Bild auf.

4 Gegenwärtiger Stand der Meniskusdiagnostik und -therapie

4.1 Meniskusdiagnostik

Die Meniskusdiagnostik gliedert sich in 2 Abschnitte, die klinische und die apparative Untersuchung. Der klinische Anteil beinhaltet die Erhebung der Vorgeschichte sowie die körperliche Untersuchung, die den apparativen Diagnostikmaßnahmen immer vorangestellt wird. Ein, beim passiven Bewegen des Kniegelenks, ausgelöstes Schnappen oder Springen im Gelenk kann auf einen Meniskusriß hinweisen [102]. Bei zerrissenem Meniskus läßt sich im Regelfall am betreffenden Kniegelenkspalt, durch bestimmte Untersuchungstechniken, ein Schmerz auslösen. Diese Schmerzauslösung erfolgt bei den klassischen Meniskustests durch Druck auf die Gelenkkapsel, Aufklappen oder Zusammenpressen des betreffenden Gelenkspalts oder Verdrehen und Verwinden des Kniegelenks, wobei zusätzlich in dieser Zwangshaltung noch Beuge- und Streckbewegungen gemacht werden können [13, 148, 229, 307, 355]. Trotz dieser Vielfalt angegebenen und beschriebener Techniken zum Nachweis geschädigter Menisken, gibt es *kein* absolut *sicheres Zeichen* [307]. Die Aussagekraft der einzelnen, mit einer Vielzahl von Eigennamen bedachten Untersuchungstechniken, wird unterschiedlich beurteilt; mit klinischen Fehldiagnosen zwischen 5 und 50% ist zu rechnen [3, 39, 108, 113, 124, 148, 152, 154, 167, 201, 248, 270, 280, 308, 325, 374, 402].

Eine im Röntgenbild auffallend kleine Konsolenbildung am Schienbeinkopfrand ([234], Rauber-Zeichen, Abb. 6) kann als Hinweis auf eine ältere Meniskuszerreißung gewertet werden. Diese Veränderungen sind inkonstant [23, 174–176, 215, 280, 283, 286, 377, 405].

Strichförmig erkennbare Meniskusverkalkungen [5, 19, 66, 173, 227, 265, 282, 331, 382] sind als Sonderform der Meniskusdegeneration (Chondrokalzinose) zu bewerten, Meniskusverknöcherungen stellen eine Rarität dar [69, 155, 196, 202, 207, 298, 360, 354].

Als Standardverfahren der weiterführenden, apparativen Meniskusdiagnostik ist heute die *Kniegelenkarthrographie* anzusehen. Wie eine Literaturzusammenstellung zeigt (Tabelle 2) ist mit einer Aussagesicherheit der Arthrographie, bezogen auf Meniskusläsionen, von 45–98,5% zu rechnen. Dabei ist weniger bedeutend, ob der Radiologe das Kniegelenk mit Gas (*Negativ*kontrastarthrographie [36, 144, 332, 347, 373]) oder mit Kontrastmittel füllt (*Positiv*kontrastarthrographie [40, 95, 100, 103–105, 200, 236]) oder nach dem *Doppel*kontrastverfahren (Abb. 7) beurteilt [33, 258–260, 293, 365, 405]. Die Diagnosesicherheit hängt von einer ausgefeilten Röntgentechnik und der Erfahrung des Untersuchers ab [363].

Besteht nach klinischer und radiologischer Untersuchung weiterhin Unklarheit, gilt die *Probearthrotomie* als klarheitsbringendes Verfahren [7, 34, 41, 145, 168]. Sie bietet nur begrenzten Einblick in das Kniegelenk [210]. Der kontralateral der Arthrotomie gelegene Meniskus ist kaum oder nicht einsehbar. In vielen Fällen ist der Zugang topographisch falsch ausgeführt [317]. Hauptargument gegen die Probearthrotomie ist die Unverhältnismäßigkeit des operativen Eingriffs zum diagnostischen Nutzen und therapeutischen Effekt.

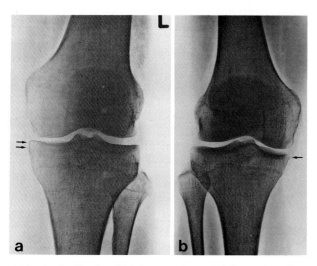

Abb. 6a, b. Rauber-Zeichen nach zurückliegendem Innenmeniskusriß. **a** Kleine flächenhaft entwickelte Konsole am Schienbeinkopf, **b** Randwulst nahe der Schienbeinkopfgelenkfläche

Der Ausweg aus diesem Dilemma ist die *Arthroskopie* [4, 35, 58, 64, 78, 81, 110, 114, 116–119, 121, 129, 137–139, 141, 157, 163, 164, 170, 198, 218, 240, 261, 303, 310, 311, 312–316, 318, 397, 392, 401]. Erste Versuche mit der Kniegelenkspiegelung wurden 1918 in Japan unternommen (Takagi, zitiert nach [387]). Bircher hat die Arthroendoskopie 1921 erstmals im deutschen Sprachraum vorgestellt [31, 32], ohne daß sie in den nachfolgenden Jahren im wesentlichen Umfang eingesetzt worden ist [347, 378]. Erst seit der Entwicklung starker Lichtquellen und Glasfiberendoskopen [266, 267] konnten die Vorzüge der Kniegelenkspiegelung praktisch umgesetzt werden. Heute ist unbestritten, daß bei richtiger Technik und hinreichender Erfahrung des Untersuchers, die Arthroskopie einen beinahe lückenlosen Überblick im gesamten Kniebereich bietet [115, 140, 163, 225, 394]. Weniger entscheidend ist, ob das Kniegelenk mit Flüssigkeit aufgefüllt [77, 120, 149, 150, 164], oder *im gasförmigen Milieu* arthroskopiert wird [138, 183, 302, 310, 317, 400].

Die Kniegelenkspiegelung kann in Lokalanästhesie [96, 139, 170, 187, 276], in Leitungsanästhesie [121, 163, 329, 332, 334, 336] oder in Allgemeinnarkose [121, 163, 310, 312–314] durchgeführt werden. Die vorderen 2/3 der Menisken sind vollständig und leicht einzusehen. Wird der arthroskopische Eingriff in Regional- oder Allgemeinanästhesie ausgeführt, sind auch die Meniskushinterhörner, durch Ausschaltung der Willkürmotorik, fast vollständig zu überblicken (Abb. 8a–f). Hilfreich ist die Anwendung zusätzlicher Tastinstrumente über einen gesonderten Zugang (Abb. 9a–c).

Die Diagnosesicherheit der Kniegelenkspiegelung wird mit 90–100% angegeben [163, 314, 315], und gibt damit die größtmögliche Sicherheit aller angewendeten Untersuchungstechniken.

Tabelle 2. Übereinstimmung von *Arthrographie-* und *Operationsbefund* bei Meniskusläsionen

Autoren	Jahr	Arthrographie-technik	Anzahl der überprüften Fälle	Trefferquote gesamt (%)	
Somerville [346]	(1946)	Negativkontrast	205	95,1	
Fischedick u. Socha [105]	(1960)	Positivkontrast	221	95,03	
Bro [47]	(1963)	Positivkontrast	756	98,5	
Kühnel [204]	(1964)	Positivkontrast	358	50	
Wood u. Haveson [399]	(1966)	Positivkontrast	125	81,6	
				82	(Innenmeniskus)
				79,3	(Außenmeniskus)
Höhle u. Müller [154]	(1970)	Doppelkontrast	214	93	
Nicholas et al. [250]	(1970)	Doppelkontrast	200	97,5	(Innenmeniskus)
				99,7	(Außenmeniskus)
Kallweit et al. [178]	(1971)	Doppelkontrast	54	93	
		Negativkontrast	11	92,6	
				45,5	
Scholz u. Tauchmann [326]	(1971)	Doppelkontrast	155	94,2	
Kunitsch et al. [205]	(1974)	Doppelkontrast	113	90,3	
Hesoun et al. [152]	(1978)	Doppelkontrast	180	83,3	
Thijn [365]	(1979)	Doppelkontrast	226	91,5	
				92	(Innenmeniskus)
				90	(Außenmeniskus)
Grenier u. Tremblay [124]	(1980)	Verschiedene Methoden	208	74,4	(Innenmeniskus)
				81,1	(Außenmeniskus)
				67,7	
Ricklin et al. [293]	(1980)	Doppelkontrast	625	95	
Krankengut „Bergmannsheil"	1977–1981	Verschiedene Methoden	871	70,7	

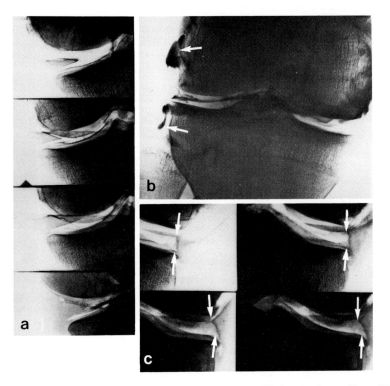

Abb. 7a–c. Doppelkontrastarthrogramm des Kniegelenks. **a** Unauffälliges Arthrogramm, intakter Innenmeniskus in verschiedenen Ebenen, **b** frische Kapselverletzung am Außenspalt (*Pfeile* markieren Kontrastmitteldepot), **c** basisnahe gelegener Längsriß im Innenmeniskus

4.2 Die Therapie von Meniskusläsionen

Die erste Meniskusresektion führte Brodhurst 1866 durch [376]. 1892 publizierte Bruns [50] 4 eigene Fälle von operativer Behandlung verletzter Menisken. Er stellte schon damals fest, daß die Reposition eines eingeklemmten Meniskus mit nachfolgender Ruhigstellung unzureichend ist, und daß dieses konservative Vorgehen nur gelegentlich zum Dauererfolg führe. Dies ist in Sonderfällen möglich, bei kleinen Einrissen in der gut vaskularisierten Ansatzzone, v.a. bei Kindern und Jugendlichen [38, 201, 293, 405].

Warum ist, bei Verlagerung von größeren Meniskusteilen in das Gelenk, die konservative Behandlung von vornherein zum Scheitern verurteilt? Erfahrungsgemäß neigt ein einmal eingeklemmter Meniskusanteil immer wieder zu Einklemmungen, da er, bis auf Sonderfälle, nicht einheilt. Früher oder später kommt es durch erhöhte mechanische Beanspruchung und Inkongruenz an den korrespondierenden Gelenkknorpelflächen zu sekundären Knorpelschäden [324]. Diese Zusammenhänge sind im Tierexperiment bestätigt worden [337]. Rezidivierende Einklemmungen, chronische, mechanisch induzierte Synovitiden [6, 52, 72] und die konsekutive Arthrose [208, 324] erzwingen die *operative Behandlung* des gerissenen Meniskus. Auf die Funktion des Meniskus wurde bereits hingewiesen (s. S. 8), sein Verlust hat für das Gelenk Nachteile, stellt jedoch auf lange Sicht das kleinere Übel dar.

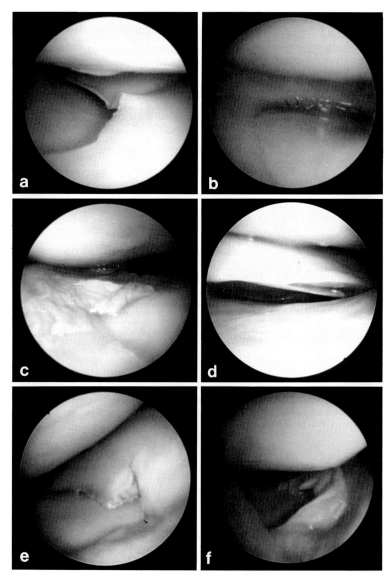

Abb. 8a–f. Arthroskopiebefunde an Menisken. **a** Intakter Meniskus, **b** feine Auffaserungen des freien Meniskusrands, **c** schwere Meniskusdegeneration mit Rissen, **d** tangentialer Flachriß in der Unterfläche eines Hinterhorns, **e** frischer Querriß in Meniskusmitte, **f** alter eingeschlagener Längsriß (Korbhenkelriß)

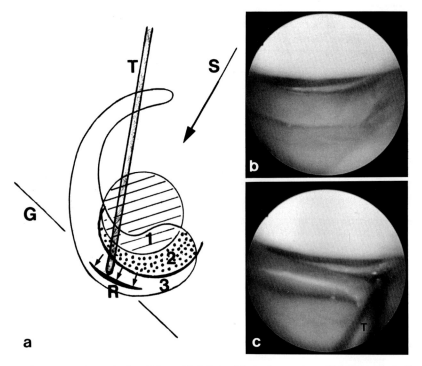

Abb. 9a–c. Kapselnaher Längsriß (*R*) im Hinterhorn eines Meniskus. **a** Arthrographisch gut darstellbarer Riß (schematisch; *G* Arthrographieebene, *S* arthroskopische Blickrichtung, *1* Einblick *ohne* Narkose, *2* Einblick *in* Narkose, *3* Darstellen des Risses *R* mit Taststab *T*); **b** Arthroskopiebefund, gerade eben erkennbarer Längsriß im Hinterhorn, **c** der mit Taststab *T* eindeutig nachzuweisen ist

Der traumatische Meniskusriß setzt eine erhebliche Gewalteinwirkung auf das Kniegelenk voraus, die gelegentlich auf den Meniskus allein begrenzt ist, meist jedoch zusätzlich mehr oder weniger ausgedehnte Knorpel- [91, 97, 182], Knochen- und Bandläsionen am Kniegelenk setzt [77, 165, 166, 244, 256, 257, 397]. Neben Schienbeinkopfbrüchen [2, 10, 26, 73, 246, 251, 274, 305, 358, 364] tritt eine Meniskuszerreißung v.a. bei isolierten oder komplexen Kniebandrissen als Begleitverletzung auf.

So hat O'Donoghue [262, 263] unter dem Begriff „unhappy triad" auf die klassische Kombinationsverletzung des medialen Kapsel-Band-Apparats, der Zerreißung des vorderen Kreuzbands und eines Meniskusrisses aufmerksam gemacht. Aber auch sog. isolierte Bandzerreißungen – wie Riß des vorderen Kreuzbands – sind häufig mit Meniskusläsionen kombiniert [77, 256, 315]. Im frischen Verletzungsstadium sind wegen der erheblichen Schmerzen sowohl frische isolierte Kniebandzerreißungen als auch Meniskusläsionen nur schwer zu erkennen. Da aber das Spätergebnis nach Bandzerreißungen am Kniegelenk entscheidend von der Frühversorgung abhängt [165], ist in diesem Zusammenhang, bezogen auf eine mögliche, begleitende Meniskusverletzung, die sofort einsetzende, weiterführende Diagnostik und *Frühoperation* zu fordern.

Bei den resezierenden Operationsverfahren sind zu unterscheiden: die Meniskektomie, die subtotale Resektion und die Entfernung abgerissener Meniskusanteile. Unter *Meniskektomie* versteht man die totale Entfernung des Meniskusgewebes. Durch Mitnahme der peripheren, gefäßführenden parameniskealen Ansatzzone wird der Meniskus direkt an seiner Kapsel-Band-Anheftung abgesetzt (Abb. 10). Dieses Operationsverfahren wird überwiegend beim schwerst degenerativ veränderten Meniskus angewendet, wenn zusätzlich Rißbildungen vorliegen. Auch beim Meniskusganglion, das immer vom mittleren und peripheren Meniskusdrittel ausgeht [209, 238, 243, 366, 367, 370], ist die Meniskektomie angezeigt, um Rezidiven vorzubeugen. Die Hauptgefahr dieser Technik liegt in der Schwächung des seitlichen Kapsel-Band-Apparats. Auch bei schwerer Gelenkarthrose ist die Indikation zur Meniskusentfernung zurückhaltend zu stellen, da zu befürchten ist, daß postoperativ eher eine Verschlimmerung des Zustands als eine Besserung eintritt. Bereits vor Jahrzehnten hatte man die negativen Auswirkungen des Meniskusverlustes auf das Kniegelenk durch *Ersatz* mittels kleinem Fettgewebelappen zu vermindern versucht [213]. In diesem Zusammenhang sind 1978 Versuche unternommen worden, die erhöhte mechanische Beanspruchung des Kniegelenks nach Meniskusverlust durch eine Meniskusgelenkprothese aus Polyäthylen zu reduzieren [237].

Unter den Begriff *Meniskusresektion* fällt die Absetzung des Meniskusgewebes im Bereich des peripheren, gefäßführenden Drittels, in dem — je nach Befund — etwa 3/4—5/6 des queren Meniskusdurchmessers reseziert wird (s. Abb. 10b). Bei sorgfältigem Vorgehen ist eine operative Schwächung der seitlichen Kapsel-Band-Führung nicht zu befürchten. Der kapselnahe, fibröse Rest übt noch eine gewisse Meniskusfunktion aus. Aus der gefäßführenden parameniskealen Zone kann sich narbiges Ersatzgewebe ausbilden, welches nach Form und Aussehen einem Meniskus ähnlich ist [85, 93, 107, 222—224, 321]. Bei diesem Operationsverfahren ist peinlich darauf zu achten, daß im Hinterhornbereich keine kapselnahen Einrisse im Gelenk verbleiben [123, 133], die später zu neuerlichen Arthrotomien zwingen [8, 46, 48, 51, 223, 320, 405] würden.

Bei der *partiellen Meniskusentfernung* wird, unter alleiniger Wegnahme der Rißzone, ein Teil des Meniskusgewebes entfernt, wobei die Resektionsgrenze dann meist im gefäßlosen Faserknorpelgewebe liegt. Der Vorteil dieses Operationsverfahrens wird darin gesehen, daß der größte Teil des Meniskusgewebes belassen und die Gelenkfunktion nur wenig gestört werden soll. Nachteilig ist, daß bei der teilweisen Meniskusentfernung degenerativ verändertes, rißbereites oder bereits eingerissenes Meniskusgewebe im Gelenk verbleibt (Abb. 11).

Bis heute ist *nicht* eindeutig *entschieden,* ob die totale, die subtotale oder die partielle Meniskusresektion bessere Spätergebnisse haben [24, 172, 362]. Neuerdings wird das Lager der Anhänger der partiellen Meniskusentfernung durch die Befürworter der transkutanen, arthroskopischen Meniskusoperation verstärkt [63, 76, 77, 122, 268]. Allerdings ist bei letzterer Technik mit einer Reoperationsrate von mindestens 4—6% zu rechnen [161, 217]. Recht gute Spätergebnisse liegen in den Fällen vor, in denen bei kompletter Korbhenkelrißbildung und klinisch intaktem Meniskusrest lediglich der Korbhenkel entfernt wird. Das Belassen des Hinterhorns verschlechtert jedoch die Endresultate, Rearthrotomien sind gehäuft erforderlich (Abb. 12).

Das operative Vorgehen hat sich individuell nach den vorgegebenen Befunden zu richten [61, 153, 300, 389, 405]. Das Ausmaß der Meniskusresektion wird unabhängig gemacht vom Alter des Patienten, Lage und Art des Meniskusrisses, Zustand des Gelenks zum Zeit-

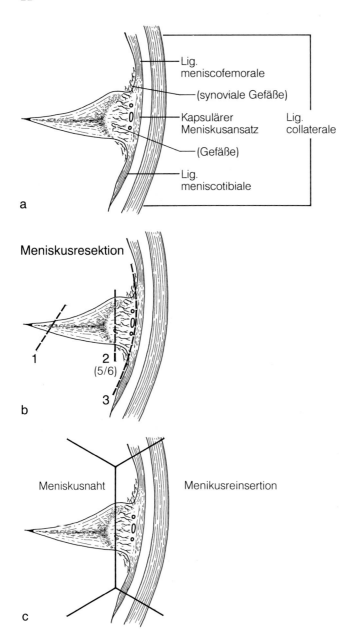

Abb. 10a–c. Meniskusanatomie, schematisch dargestellt (Querschnitt); **b** Meniskusresektion *1* partiell, *2* subtotal, *3* total, **c** Meniskuserhalt mit Meniskusreinsertion im Bereich des Meniskusansatzes (*rechts*) und Meniskusnaht in der gefäßfreien Faserknorpelzone (*links*)

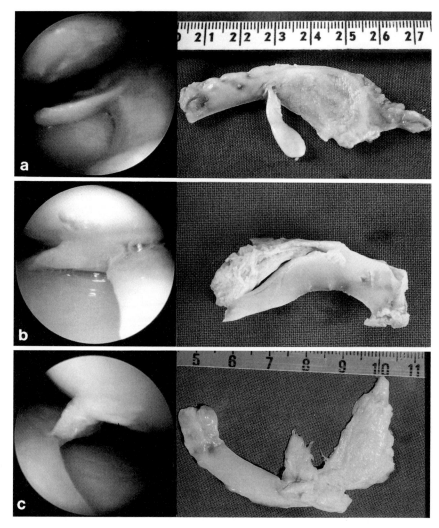

Abb. 11a–c. Lappenförmige Längsrisse im Meniskushinterhornbereich. Schwere Degeneration im kapselnahe gelegenen Hinterhorn

punkt der Operation [74, 112, 327–329, 405] sowie den zusätzlich vorliegenden Begleitverletzungen und dem Grad der klinisch erkennbaren Meniskusdegeneration. Eine wichtige Rolle bei der Gonarthroseentwicklung nach der Meniskusoperation spielt sicherlich auch die berufliche und sportliche Inanspruchnahme des Kniegelenks [6, 53, 324].

Unabhängig vom gewählten Resektionsverfahren hängt das erreichte Spätresultat auch von einer *gewebeschonenden Operationstechnik* ab. Intraoperativ gesetzte Knorpelläsionen können, zumindest beim Erwachsenen, nicht mehr ausheilen [71, 278, 279] und sind Ausgangspunkt eines zunehmend fortschreitenden Knorpelzerfalls mit nachfolgender Entwicklung einer Panarthrose (Abb. 13). Von Bedeutung ist sicherlich auch, wo und wie

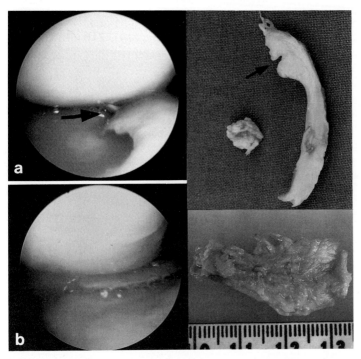

Abb. 12a, b. Befunde an Meniskusresten. **a** Großer Meniskusrest mit querem Einriß (*Pfeil*), **b** mehrfach gerissener, großer Hinterhornrest, der in das Gelenk eingeschlagen war

bei der Meniskusresektion der Schnitt im Meniskusgewebe gelegt wird. Große Meniskusreste mit Kanten- und Stufenbildungen führen sicherlich zur punktförmigen Mehrbelastung des Kniegelenkknorpels und nachfolgenden Aufbrauchschäden an diesen Stellen.

Wird der Meniskus kapselnahe, im Bereich der gefäßführenden, fibrösen Ansatzzone (kapselnahes Meniskusdrittel) subtotal reseziert (s. Abb. 10), kann der Körper ein funktionstüchtiges, meniskusähnliches, narbiges *Ersatzgewebe* ausbilden [85, 93, 222–224, 321]. Das anfänglich lockere, granulomatös erscheinende, gefäßreiche Bindegewebe bildet sich erst im Laufe von Monaten zu einem mehr oder minder geordneten, faserreichen und gefäßarmen, sehnenartigen Narbengewebe um, in dem auch vereinzelt Knorpelzellen zu finden sind [75]. Vor allem in den ersten Monaten ist dieses frische Narbengewebe rißanfällig [8, 27, 359, 393]. Dieses meniskusähnliche Ersatzgewebe ist als „Arthroseschutzfaktor" des Gelenks anzusehen. Henschen [143] hatte bereits aus dieser Erkenntnis die subtotale Resektion unter Schonung der gesund erscheinenden „Regeneratzone" gefordert. Aus neueren experimentellen Untersuchungen ist bekannt, daß die keilförmige, narbige Ersatzgewebebildung keineswegs nur vom Erhalt der parameniskealen „Regeneratzone" abhängt, sondern wesentlich vom Zustand des Kniegelenks – v.a. von einer gesunden Synovialmembran – beeinflußt wird. Dabei ist unbedeutend, ob der Meniskus total oder subtotal reseziert wurde [75, 93, 184]. Dagegen sind Ersatzgewebebildungen bei der *partiellen* Meniskusentfernung *nicht* beobachtet worden.

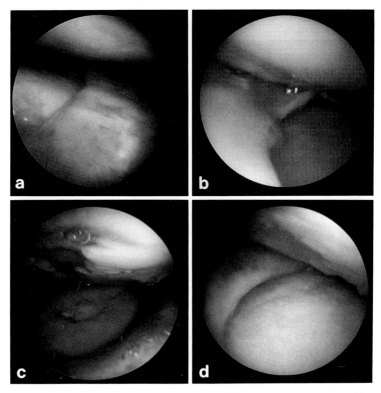

Abb. 13a–d. Arthroskopiebefund nach Meniskusoperation. **a** *Narbiges Ersatzgewebe* (6 Monate nach Innenmeniskusresektion), **b** schmaler *Meniskusrest* mit Auffaserungen, rauhe Knorpelflächen (3 Jahre nach Innenmeniskusresektion), **c** *Ersatzgewebe* („Regenerat"), Knorpelaufbrüche und -defekte (operativ gesetzte Schäden? 1 Jahr nach Meniskusresektion), **d** subtotale *Meniskusresektion,* Synovitis, mittelschwere Knorpelschäden (3 Jahre nach Meniskusoperation)

Aufschlußreich sind die Befunde, die im eigenen Krankengut bei 77 Kontrollarthroskopien nach Meniskusoperation vorgefunden wurden. Nur jene Patienten sind berücksichtigt, bei denen eine isolierte Meniskusläsion vorgelegen hatte. Durchschnittlich wurden die Patienten 2–3 Jahre nach der Meniskusoperation arthroskopiert (mindestens 3 Monate, längestens 3 3 Jahre nach der Operation); 21 Patienten waren zum Zeitpunkt der Meniskusoperation jünger als 30 Jahre, der älteste war 63 Jahre alt (Tabelle 3).

Es waren 43mal größere Meniskusreste im Gelenk verblieben, Meniskusersatzgewebe (sog. Regenerate) hatten sich 20mal ausgebildet (Abb. 14). Bei 43 Patienten mit größerem *Meniskusrest* lagen funktionell und klinisch etwa gleich häufig *gute* und *schlechte* Ergebnisse vor. Endoskopisch lassen sich in allen Fällen oberflächliche Knorpelerosionen und Defekte sowohl innerhalb als auch außerhalb des Bereichs des Restmeniskusgewebes nachweisen. Völlig unversehrte Knorpelflächen am Schienbeinkopf oder an der Oberschenkelrolle waren Jahre nach der partiellen Meniskusentfernung am betreffenden Kniegelenkspalt praktisch nie vorhanden.

Tabelle 3. Arthroskopiebefunde nach Meniskusoperation bei 77 Patienten („Bergmannsheil" Bochum, 1977–1981)

	Alter zum Zeitpunkt der Meniskusoperation		
	Unter 30 Jahre (N = 21)	Über 30 Jahre (N = 56)	Gesamt
I. *Meniskusrest (N = 43)*			
Funktionell gutes Ergebnis	7	15	22
Funktionell schlechtes Ergebnis,	6	15	21
davon Risse	(2)	(4)	(6)
II. *Meniskusersatzgewebe (Regenerat; N = 20)*			
Funktionell gutes Ergebnis	4	10	14
Funktionell schlechtes Ergebnis,	1	5	6
davon Risse	(–)	(–)	(–)
III. *Weder Rest- noch Ersatzgewebe vorhanden (N = 14)*			
Funktionell gutes Ergebnis	2	4	6
Funktionell schlechtes Ergebnis	1	7	8
	21	56	77

In der Gruppe der arthroskopisch kontrollierten Patienten mit Ausbildung eines Meniskusersatzgewebes (Tabelle 3) lagen in etwa 2/3 der Fälle recht gute Spätergebnisse vor.

Bei jedem 5. Patienten dieses kontrollierten Kollektivs war *weder* ein *Meniskusrest noch* ein *Ersatzgewebe* endoskopisch vorgefunden worden. In dieser Gruppe fanden sich *überwiegend schlechte Spätergebnisse* nach der Meniskusoperation.

Keines der arthroskopisch nachuntersuchten Kniegelenke war nach der Meniskusoperation frei von degenerativen Knorpelveränderungen unterschiedlichen Ausmaßes (s. Tabelle 1, S. 9). Klinisch reizlose Kniegelenke lagen nur in 1/3 der Fälle vor. Neben den Knorpelschäden war in diesem kontrollierten Kollektiv regelmäßig eine mehr oder weniger ausgeprägte Begleitsynovitis anzutreffen gewesen. Leicht vermehrte degenerative Beschwerden, eine minimale Muskelminderung und die annähernd freie Kniegelenkbeweglichkeit sowie die subjektiv nur leicht eingeschränkte Belastbarkeit des betreffenden Kniegelenks wurden bei dieser Untersuchung als „gutes Ergebnis" nach Meniskusoperation gewertet.

Diese Befunde nach Meniskusentfernung geben Anlaß, die *Therapie* der Meniskusläsion *zu überdenken*. Ein Meniskusverlust führt immer zu einer gestörten Gelenkmechanik. Unabhängig von einer partiellen oder subtotalen Meniskusentfernung haben die Kontrollergebnisse gezeigt, daß *immer* deutliche Zeichen von vermehrter Knorpelbelastung und Knorpelzerstörung am betroffenen Kniegelenkspalt vorliegen.

Realisiert man die negativen Folgen, die eine Meniskusentfernung auf das Kniegelenk hat, muß zwangsläufig die Frage nach der besten Behandlungsform gestellt werden, was nur heißen kann: *Meniskuserhalt*. Bei der *Meniskusreinsertion* wird der kapselnahe abgelöste Meniskus, im Sinne der Meniskopexie, am Kapsel-Band-Apparat wieder angeheftet. Im Rahmen von Kapsel-Band-Verletzungen wird unter „Reinsertion des Meniskus" schon die

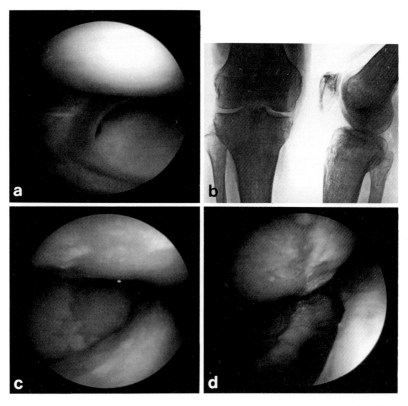

Abb. 14a–d. Befunde nach Meniskusoperation. **a, b** Ersatzgewebe, intakte Knorpelflächen, keine Arthrose, **c** wulstiger Innenmeniskusrest, freiliegende knöcherne Gelenkflächen, vollständig aufgebrauchter Gelenkknorpel, **d** scharfrandiger Innenmeniskus, knorpelfreie Gelenkflächen, im Bereich der Meniskusbasis verbliebene Knorpelreste

Naht des Lig. meniscofemorale oder meniscotibiale verstanden [277]. Das *Erhalten* des Meniskus wird regelrecht gefordert, wenn er nur an seiner Basis am Kapselansatz losgelöst ist [2, 86, 94, 165, 231, 243, 245]. Gerade bei komplex verletzten Kniegelenken ist, aufgrund der später erheblich ansteigenden Arthroserate, der Menisuserhalt gerechtfertigt.

Nur gelegentlich wird in der Literatur von der Meniskuserhaltung im Sinne der *Meniskusnaht* gesprochen [50, 65, 179, 202, 235, 242, 379, 395, 396]. In diesen Fällen ist nicht eindeutig zu unterscheiden, ob es sich nur um eine Meniskusreinsertion oder um eine regelrechte Meniskusnaht in seiner gefäßfreien Faserknorpelzone handelt.

Es stellt sich nun die Frage, warum kaum Versuche unternommen werden, den Meniskus auch durch Naht im Faserknorpelbereich zu erhalten. Da die Wundheilung entscheidend von einer ausreichenden Vaskularität abhängt, müssen die Erfolgsaussichten einer Meniskusnaht mit wachsendem Abstand von der gefäßführenden parameniskealen Ansatzzone abnehmen. Andererseits zeigen die feingeweblichen Befunde nach einem Meniskusriß, daß auch im Faserknorpelgewebe reparative Vorgänge ablaufen können [190, 264].

Auch das narbige Ersatzgewebe, was man häufig nach einer subtotalen Meniskusentfernung vorfindet, spricht *für die Heilungsaussichten* am Meniskus. Bereits vor Jahrzehnten hatte Friedrich [107] beschrieben, daß eine feste Verbindung zwischen narbigem Ersatzgewebe und Meniskusrest auch beim Menschen möglich ist.

Die in den vergangenen Jahrzehnten immer wieder angeführten Mißerfolge der Meniskusnaht sind v.a. auf die mangelnde Durchblutung im Rißbereich, aber auch auf das verwendete Nahtmaterial zurückzuführen [359].

Die für das Kniegelenk deletären Spätfolgen nach der Meniskusresektion und die immer wieder klinisch beobachteten sog. Regenerate waren der Anlaß für experimentelle Untersuchungen über die Meniskusnaht. Nach positivem Verlauf der tierexperimentellen Versuche wurde auch in der Klinik der Meniskuserhalt durch Naht erfolgreich erprobt.

5 Tierexperimentelle Untersuchungen zum Meniskuserhalt

5.1 Versuchstiere

Für die Versuche wurden große, erwachsene *Hunde* ausgewählt. Der Hund besitzt ein einkammriges, weit differenziertes Kniegelenk, das vom Aufbau und seiner Funktion dem menschlichen Kniegelenk sehr ähnlich ist. Ratten und Kaninchen haben vergleichsweise ein primitives Kniegelenk [349]. Beim Hund hingegen sind beide Kniegelenkmenisken zum Zentrum des Knies hin geöffnet und haben — wie beim Menschen — die typische Form eines Halbrings. Im Gegensatz zu anderen Säugetieren *laufen Hunde,* ähnlich wie der Mensch, mit annähernd *gestrecktem Kniegelenk* (Abb. 15). Obwohl der Hund 4 Extremi-

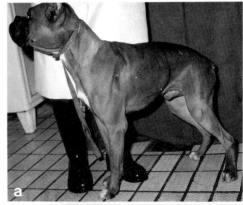

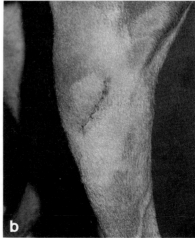

Abb. 15a, b. Boxerrüde (a) 6 Tage nach Außenmeniskusnaht bei Operation am linken Knie (b)

täten belastet, ergibt sich durch die Streckstellung des Kniegelenks beim Laufen eine ähnliche Belastungssituation der Menisken wie beim Menschen.

Ferner haben Voruntersuchungen gezeigt, daß der *feingewebliche Aufbau* des Hundemeniskus dem menschlichen Meniskus sehr ähnelt. Lichtmikroskopisch erscheint das Fasergeflecht des Hundemeniskus lediglich etwas dichter, im Vergleich zum menschlichen Meniskus finden sich weniger Knorpelzellen. Die morphologischen Untersuchungen an Hundemenisken – die später dargelegt werden – haben die gleichen physiologischen, altersabhängigen Degenerationserscheinungen wie beim Menschen ergeben. In diesem Zusammenhang ist zu bedenken, daß ein Mensch etwa 5- bis 6mal so lange lebt wie ein Hund. In Relation zum Lebensalter sind leichtgradige Degenerationserscheinungen im Hundemeniskus ab dem 5. Lebensjahr nachweisbar.

Neben der Faserarchitektur ist auch die Gefäßversorgung des Hundemeniskus dem menschlichen Meniskus verblüffend ähnlich (s. Abb. 32 und 33). Mikroangiographisch läßt sich – ähnlich wie beim Menschen [15, 16, 142, 192, 193, 272, 273] – eine in der Kniegelenkkapsel liegende, ringförmig angelegte Arterie darstellen, von der zahlreiche Gefäße in den Meniskus einstrahlen. Wie beim Menschen ist das kapselnahe, periphere Meniskusdrittel mit Gefäßen versorgt, der Restmeniskus ist auch beim Hund zum Zentrum hin gefäßfrei.

Der Hund ist ein Lauftier mit dem ständigen Drang, sich zu bewegen. Die Versuche ergaben, daß die Hunde bereits 1–2 Tage nach der Meniskusnaht die operierte Extremität wieder voll belastet haben, soweit der Heilungsverlauf ungestört war. Bewußt wurde bei den Versuchen auf eine Ruhigstellung des Kniegelenks verzichtet, um so schon frühzeitig die Meniskusnaht mechanisch zu beanspruchen.

Die Hunde sind als Versuchstiere gut zu führen und zu halten. Schließlich ist das Hundekniegelenk so groß, daß das operative *Ergebnis* nach einer Meniskusnaht durch *Kontrollarthroskopien* ständig *überprüft* werden kann.

Da das Kniegelenk und die Menisken des Hundes in Aufbau, Funktion, Morphologie und Gefäßversorgung dem menschlichen Knie sehr ähnelt, ist naheliegend, die Ergebnisse auch auf die Klinik zu übertragen. So wurde, parallel zu den Tierversuchen nach erfolgreich durchgeführter Meniskusnaht beim Hund, auch in der Klinik begonnen, in geeigneten Fällen, den Meniskuserhalt beim Menschen zu praktizieren. Da der Meniskuserhalt in der Klinik und im Tierexperiment unter den gleichen Voraussetzungen – wie Rißform, Operationstechnik und Verlaufskontrolle – durchgeführt wurde, sind die später dargelegten klinischen Ergebnisse den experimentellen gleichzusetzen.

5.2 Methodik

Alle Operationen am Hundekniegelenk, auch die Kontrollarthroskopien, wurden in Narkose durchgeführt. Als Prämedikation erhielten die Hunde 0,05 ml/kg einer 1%igen Combelen-Lösung (N-[3-Dimethylaminopropionyl-]3-propionyl-phenothiazinphosphat) mit 0,5 mg Atropin intramuskulär verabreicht. Die Narkose wurde mit Inactin (Thiobutarbarbital-Natrium) intravenös über die V. cephalica eingeleitet und gesteuert. Nach Intubation wurde das Versuchstier spontan atmen gelassen. An Hand des Schluck-, Lid- und Gehörgangreflexes wurde die für den operativen Eingriff notwendige Narkosetiefe geprüft und gesteuert. Bei zunehmender Narkosetiefe verschwanden diese Reflexe in der genannten Reihenfolge.

Die Tiere wurden im Vorbereitungsraum des Tierstalls narkotisiert und dann zur Operation in den Versuchsraum transportiert. Bei einer Operationsdauer von 35—90 min betrug die längste Narkosedauer 2 1/2 h.

Gegen Ende der Versuchsreihe wurde auf die Intubation der Tiere verzichtet, da sich zeigte, daß unter der oben dargestellten intravenösen Narkose auch ohne Intubation die Tiere nie vital gefährdet waren.

Nach Versuchsende ist im Tierstall die Aufwachphase entsprechend überwacht worden, Narkosezwischenfälle traten bei den Versuchen nicht auf.

Die *Operationen* an den Hundekniegelenken erfolgten unter aseptischen Bedingungen. Das Hundebein ist vor Versuchsbeginn rasiert und mit Merfenlösung abgewaschen worden. Nach nochmaliger Hautdesinfektion und Abdecken der Knieregion mit sterilen Tüchern ist ohne Blutsperre operiert worden, was sich bei sorgfältiger intraoperativer Blutstillung nicht negativ auswirkte.

Über einen vorderen Zugang, der oberhalb des Meniskusansatzes endete, wurde das Knie eröffnet. Bei dem überaus kapselstraffen Hundekniegelenk mußte aus Gründen der Übersicht die Kniegelenkkapsel, unter Schonung der Seitenbänder und des Lig. patellae, T-förmig eröffnet werden. Das Operieren am Knieaußenspalt ist beim Hund schwieriger, da der sehr breit und straff angelegte Tractus iliotibialis den Einblick in das Gelenk behindert. Aus diesem Grund wurde überwiegend der Innenmeniskus (13mal) und nur in 1/3 der Fälle der Außenmeniskus (6mal) operiert. Insgesamt wurden 19 Menisken gezielt verletzt und durch Naht versorgt.

Bei jedem Versuch ist ein Meniskus unbehandelt geblieben, mit Ausnahme des 5. Hundes, bei dem alle 4 Menisken operiert wurden. Die unversehrt gebliebenen Menisken sind abschließend ebenfalls feingeweblich aufgearbeitet und beurteilt worden; sie dienten als Parameter für die bereits physiologisch, altersabhängig abgelaufenden degenerativen Veränderungen. Nur der direkte *Vergleich* von entsprechend alten, *gesunden* und *genähten* Menisken kann bei den Langzeitversuchen operations- und verletzungsinduzierte degenerative Veränderungen am Meniskusgewebe objektivieren.

Die Menisken wurden *quer*- oder *längsverlaufend* incidiert. Die *Längsinzision* wurde gewählt, um den in der Klinik am häufigsten vorkommenden Längsriß nachzuahmen. Die Längsschnitte wurden in die gefäßfreie, kapselferne Faserknorpelzone des Vorderhorns gelegt (Abb. 16). Dagegen ist die *quere* Vorderhorninzision so gewählt worden, daß jeweils die fibröse Ansatzzone mit durchtrennt war, und somit die Meniskuswunde einen direkten Anschluß zum Gefäßnetz hatte. Durch eine kleine Biopsie wurde bei den Längsschnitten überprüft, ob der Schnitt auch wirklich in der Faserknorpelzone lag. Längsschnitte bieten mechanische Vorteile für die Meniskusnaht, da sie — aufgrund ihres Fasergefüges unter Spannung stehend — aneinander liegen. Zur *Besserung der Gefäßsituation* wurde bei all diesen Längsinzisionen die in der Nachbarschaft des Meniskusoberrands liegende *synoviale Kapsel* als *gefäßführende Gewebebrücke* auf die Längsinzision genäht (s. Abb. 16b).

Da die Menisken im Kniegelenk gleich Sehnen unter Spannung stehen, liegen bei den queren Meniskusinzisionen denkbar ungünstige Heilungsbedingungen vor. Nach querer Inzision zeigt sich, daß auch beim Hund die Meniskusränder sofort um etwa 2—3 mm klaffen (Abb. 17).

Diese Versuchsanordnung der *queren Meniskusinzision* wurde gewählt, um an Hand der Langzeitversuche nachweisen zu können, inwieweit die offensichtlich eintretende *Vernarbung* der mechanischen *Belastung widersteht* und die feste narbige Verbindung der beiden

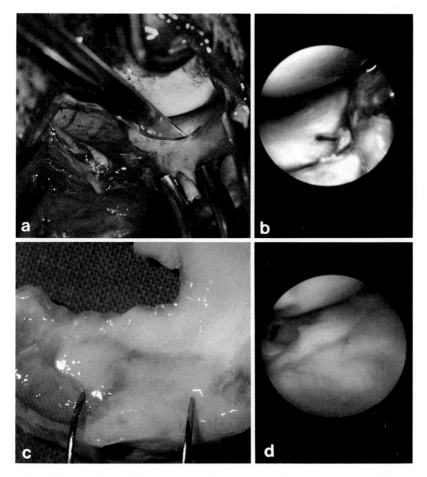

Abb. 16a–d. Längsnaht am Hundemeniskus. **a** Längsinzision des Meniskusgewebes, **b** arthroskopische Kontrolle (4. postoperativer Tag), Längsnaht mit aufgestepptem synovialen Gefäßstiel), **c** Sektionsbefund 7 Wochen nach Längsnaht: feste, gefäßreiche Narbe, Nahtmaterial noch nicht vollständig resorbiert, **d** Kontrollarthroskopiebefund 6 Wochen nach Meniskusnaht (H VIII rechter Innenmeniskus)

Meniskusschnittflächen auf Dauer gewährleistet. Querverlaufende Meniskusinzisionen wurden 11mal gesetzt, davon 6mal am Innenmeniskus und 5mal außen; 8 Längsschnitte sind 7mal am Innenmeniskus und 1mal am Außenmeniskus durch Naht versorgt worden.

Räumlich ist das menschliche Kniegelenk, im Vergleich zum Knie der gewählten Versuchstiere, etwa 6- bis 8mal größer. Weist der menschliche Meniskus eine Bogenlänge von 6–8 cm auf, so schwankt seine Länge beim Hund zwischen 3,5 und 4,5 cm. Da bei den Versuchen der Knie-Band-Apparat unversehrt bleiben sollte, wurden die Menisken nur im vorderen Drittelbereich operiert. Die Querinzisionen wurden etwa in einem Abstand von 0,5–1 cm vom Vorderhornansatz entfernt angelegt. Die Längsschnitte, mit einer Schnittlänge von 1–2 cm, reichten immer vom vorderen Ansatz des Meniskus bis in den mittleren Drittelbereich hinein. Die Richtung und die Lage der gesetzten Meniskusverletzungen

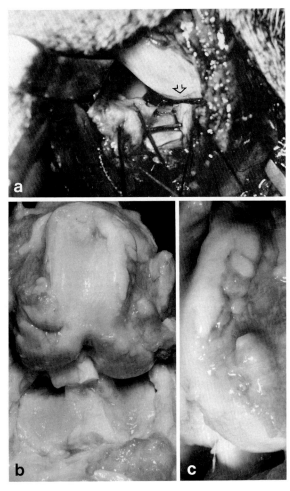

Abb. 17a–c. Quernaht am Hundemeniskus (H V rechtes Knie). **a** Quere Meniskusdurchtrennung, deutliches Klaffen der Schnittflächen, vorgelegte Nähte, **b** Sektionsbefund 8 Monate nach querer Innenmeniskusnaht und 3 1/2 Monate nach Naht einer queren Außenmeniskusinzision (insuffiziente Narbe am Außenmeniskus), **c** schwere Kniegelenkarthrose

wurden im Operationsprotokoll notiert und durch eine Skizze oder eine intraoperative Photoaufnahme dokumentiert. Bei gleichzeitiger Entnahme einer Meniskusbiopsie ist die Entnahmestelle dokumentiert worden. Über jeden Versuch wurde ein Operationsprotokoll geführt, in dem auch die Besonderheiten des Kniegelenks und die Befunde des Knieinnenraums notiert wurden. Zusätzlich wurden die Anzahl der Meniskusnähte, das verwendete Nahtmaterial und die Nahttechnik protokolliert. Nach der Meniskusnaht erfolgte der schichtweise Wundverschluß des Kniegelenks. Abschließend wurden die Hautwunden mit einem Sprühverband abgedeckt. Auf Saugdrainage oder Druckverband wurde verzichtet.

5.3 Nahtmaterial

Für die Meniskusnaht wurde Fadenmaterial, bestehend aus Polymeren der Polyglykolsäure (Vicryl), verwendet. Bei den ersten 14 Versuchen am Hund wurden geflochtene Vicrylfäden der Stärken 3/0 und 4/0 benutzt. Dieser Faden ist weich, reißfest, geschmeidig und gut zu knoten. Bei den letzten 5 Versuchen sind monofile Polydioxanonfäden (PDS) verwendet worden. Die Resorptionszeit bei PDS ist im Vergleich zu Vicryl etwa doppelt so lang (um 170 Tage). Die verbleibende Reißfestigkeit beträgt beim PDS-Faden nach 5 Wochen noch 50% des Ausgangswerts. Bei seinen Vorteilen hat der monofile PDS-Faden gegenüber Vicryl auch gewisse Nachteile in seiner Handhabung. Er ist starrer und nicht so geschmeidig, beim Knoten besteht eher die Gefahr des Knotenbruchs.

Es wurden nur Fäden mit eingeschweißten Nadeln verwendet. Die Stichkanäle im Meniskus sollten so klein wie möglich gehalten werden. Für die Meniskusnaht sind ausschließlich Halbkreisrundkörpernadeln eingesetzt worden. Diese Nadeln sollen mit ihrer Spitze die Meniskusfaserbündeln auseinanderdrängen und nicht durchtrennen. Geschliffene Nadeln mit schneidender Spitze sind daher für die Meniskusnaht ungeeignet.

5.4 Nahttechnik

Das Operationsinstrumentarium — Pinzetten, Wundhaken, Nadelhalter und Gefäßklemmen — wurde dem plastisch-chirurgischen Instrumentarium entnommen, um möglichst gewebeschonend zu operieren.

Sowohl im Tierversuch als auch später, bei der Operation am menschlichen Meniskus, wurde die gleiche Nahttechnik angewendet. Der durchtrennte Meniskus ist immer mit Einzelknopfnähten, die im Abstand von 2—4 mm gesetzt wurden, genäht worden. Beim Durchstechen des derben Meniskusgewebes wurde sorgfältig darauf geachtet, daß der Gelenkknorpel nicht mit der Nadel verletzt wurde. Beim erwachsenen Individuum kann auch die kleinste Knorpelverletzung zum fortschreitenden Knorpelzerfall bis hin zum Knorpelulkus führen.

Meniskusnähte im Bereich des kapsulären Ansatzes gefährden die Blutversorgung, wenn die ringförmig angelegten Meniskusgefäße mit in die Naht einbezogen und durch sie unterbunden werden. Die Unterbrechung der Gefäßversorgung kann zur sekundären Meniskusdegeneration führen [192, 193]. Daher darf die Naht nur gerade eben den fibrösen Ansatz des Meniskus fassen. Bei der Reinsertion des vom Kapsel-Band-Apparat völlig losgelösten Meniskus wird der kapsuläre Anteil mit den Gefäßen weitgehend geschont, wenn 2 Nahtreihen gesetzt werden — eine am oberen und eine am unteren Meniskusrand. Zusätzlich werden die Einzelknopfnähte der beiden Nahtreihen versetzt gestochen. Da im Hundekniegelenk vergleichsweise enge Platzverhältnisse vorliegen, konnte ausnahmslos nur die knapp greifende, den Unter- und Oberrand fassende Einzelknopfnaht gesetzt werden.

Vor allem bei engen Kniegelenken hat sich bewährt, die Stichrichtung nicht rechtwinkelig zur Verletzungsstelle, sondern leicht schräg zu wählen. Dies verringert die Verletzungsgefahr des Gelenkknorpels beim Nähen ganz wesentlich.

Meniskusrisse im Meniskuskörper haben wenig Aussicht auf Heilung, da in diesem Meniskusbereich Gefäße fehlen. Der Faserknorpel kann nur dann bindegewebig heilen, wenn durch eine entsprechende Naht- und Operationstechnik Gefäße mit in die Naht einbezogen werden. Hierzu bietet sich, im Sinne eines Gefäßstiels, die gut durchblutete Gelenkschleimhaut an. Dabei wird bei der Meniskusnaht in diesen Fällen jede 2. Einzelknopfnaht so gestochen, daß sie die synoviale Kapsel im Bereich der Meniskusbasis mitfaßt. Nach Knoten der Fäden liegt dann auf der Meniskusrißstelle eine, diese deckende, gut durchblutete Schleimhautfalte. Die Gelenkschleimhaut ist so gut verschieblich, daß auf eine scharfe Mobilisation der Synovialis verzichtet werden kann (s. Abb. 16).

5.5 Versuchsdauer

Die Versuche sollten zeigen:

1. ob eine ausreichend feste Vernarbung des Meniskusgewebes möglich ist;
2. wie diese Narbenbildung abläuft.

Aus diesem Grunde ist die Versuchsdauer in 2 Hauptgruppen unterteilt worden. In der einen Gruppe wurde die Standzeit der Tiere auf 5–9 Wochen begrenzt. Innerhalb dieses Zeitraums war zu erwarten, daß die narbigen Veränderungen abgeschlossen sein sollten. Zusätzlich war zu klären, ob das verwendete Nahtmaterial in dieser Zeit zu stärkeren Gewebereaktionen – bis hin zum Granulom – geführt hatte, oder ohne wesentliche Fremdkörperreaktion – durch Hydrolyse – aufgelöst wurde.

Die 2. Gruppe der Tiere wurde nach der Meniskusoperation bis zu 9 Monaten beobachtet. Diese langen Standzeiten sollen Aufschluß darüber geben, ob und wie die Meniskusnarbe der ständigen mechanischen Beanspruchung gewachsen ist. Ferner war zu klären, inwieweit das narbige Ersatzgewebe – nach Faserstruktur und Zellgehalt – sich dem originären Meniskusgewebe anpassen kann, ob gar, im Sinne der „funktionellen Metaplasie" [287], Knorpelzellen im Narbengewebe ausgebildet werden. Schließlich sollen die über Monate gehenden Standzeiten in dieser Gruppe klären, ob der verletzte und durch Naht zusätzlich traumatisierte Meniskus einer stärkeren Degeneration unterliegt als ein gesunder Meniskus, und ob durch die Meniskusläsion und Operation Schäden am Knorpel zu erwarten sind.

5.6 Postoperative Kontrolluntersuchungen

Die operierten Hunde wurden in der 1. postoperativen Woche täglich, dann 2mal wöchentlich kontrolliert. Auffälligkeiten, wie das Schonen des operierten Beins, Schwellungen im Kniegelenk, Freßunlust oder Kränkeln des Tieres wurden vermerkt.

Die genähten Menisken wurden einmal arthroskopisch kontrolliert und dabei photooptisch dokumentiert. Der Zugang wurde ausnahmslos von anterolateral gewählt. Wie im menschlichen Kniegelenk ließen sich auch beim Hund der obere Knierezessus, die Kniescheibe, die Oberschenkelrollen, das vordere Kreuzband und die Menisken gut überschauen. Bei dem sehr straffen Hundekniegelenk war der Meniskushinterhornbereich nur an seinem freien Meniskusrand erkennbar. Dieser Nachteil ist unbedeutend, da ausnahmslos alle Menisken in der vorderen Meniskushälfte operiert wurden.

Zusätzliche Kontrollmöglichkeiten der bereits genähten Menisken ergaben sich bei der experimentellen Versorgung des anderen Kniegelenkmeniskus.

5.6.1 Arthroskopieinstrumentarium

Verwendet wurde eine Stablinsenwinkeloptik von 4 mm und 155 Grad. Diese Winkeloptik wurde über einen 5 mm dicken Trokar in das Kniegelenk eingebracht, um das Gelenk abzusaugen, zu spülen oder zu füllen.

Als Lichtquelle diente eine handelsübliche Kaltlichtquelle mit Blitzgenerator zur endoskopischen Photographie.

Die Gelenke wurden zur Arthroskopie mit Gas gefüllt, wobei als Insufflationsmedium Lachgas [317] verwendet wurde. Reine Luft würde nach Insufflation von der Kniegelenkschleimhaut nur schlecht resorbiert werden, Kohlendioxyd führt über Säurebildung [317] zu synovialen Reizungen [84] und Knorpelschäden [323, 390]. Vom Insufflationsgerät erfolgte die Zuleitung des Lachgases, unter Zwischenschaltung eines Bakterienfilters, mittels Polyäthylenschlauch zum Trokar.

Die Photodokumentation der arthroskopischen Operations- und Sektionsbefunde erfolgte mit der gleichen Spiegelreflexkleinbildkamera (Olympus OM-2). Verwendet wurden Tageslichtfarbdiafilme mit mittlerer Lichtempfindlichkeit (Kodak Ektrachrome 64).

5.7 Herstellen der Meniskuspräparate

Bei Versuchsende wurde nach dem Töten der Tiere zunächst das Kniegelenk über einen parapatellaren Schnitt präpariert und photographiert. Oberhalb der Menisken wurde der Kapsel-Band-Apparat von vorne durchtrennt, um das Gelenk dann gänzlich aufzuklappen. Die Befunde an Knorpelflächen, synovialer Kapsel und Menisken wurden sofort protokolliert und photodokumentiert. Unter Mitnahme der fibrösen Kapsel und eines Teils der Kreuzbänder konnten dann die Menisken zusammenhängend aus dem Gelenk herausgelöst werden. Besonders wurde darauf geachtet, daß die Narben im Bereich der Kapsel und der Menisken unversehrt belassen wurden, um diese Gewebezone mittels ihrer Umgebung feingeweblich umfassend beurteilen zu können. Von jedem Meniskus ist sowohl die Ober- als auch Unterseite photographiert worden. Anschließend sind die Präparate in 4%iger Formalinlösung, die einige Male gewechselt wurde, fixiert worden. Die so aufbereiteten Menisken wurden anschließend nochmals mit 2- bis 6facher Vergrößerung photographiert.

Von allen Menisken wurden Serienschnitte nach der Gefrierschnitttechnik angefertigt. Immer wurde in Längsrichtung geschnitten, die Schnittdicke betrug 4–6 μ. Der horizontal verlaufende Flachschnitt wurde gewählt, um den Faserverlauf sowohl im intakten Meniskusabschnitt als auch im Narbenbereich in seiner Gesamtheit beurteilen und Meniskusveränderungen auch fern der Meniskusnarbe erkennen zu können. Durch diese Schnittechnik ließen sich Form, Lage und Ausdehnung der Operationsnarben exakt bestimmen.

Zur histomorphologischen Auswertung lagen Leerpräparate und gefärbte Schnitte vor. Von allen Menisken wurde eine Hämatoxylin-Eosin-Färbung (HE) angefertigt, zum Nachweis von Eisen (Fe) ist die Turnbull-Blau-Methode angewendet, zum Nachweis von Fetten die Sudan-III-Färbung (S III) benutzt worden.

Einige Präparate wurden zusätzlich mit Sirius-Rot, nach Goldner und nach Ladewig gefärbt. Auch die während der Operationen gewonnenen Meniskusproben sind in der gleichen, oben dargestellten Weise, verarbeitet worden.

Die Präparate sind anschließend durchgemustert und die Befunde mit einem Zeiss-Photo-Mikroskop dokumentiert worden.

6 Ergebnisse

Zur Beurteilung kamen 32 Menisken nach insgesamt 37 operativen Eingriffen am Hundekniegelenk. Es handelte sich um 19 genähte Menisken und 13 unversehrt gebliebene Kontrollpräparate. Während der Beobachtungszeit wurden zur makromorphologischen Verlaufskontrolle 17 Arthroskopien und eine Probearthrotomie durchgeführt.

6.1 Komplikationen

An *postoperativen Komplikationen* (Tabelle 4) traten nach der Menisknaht auf:

3 Kniegelenkergüsse (aseptisch)
2 oberflächliche Wundinfektionen (extraartikulär)
2 Bronchopneumonien (Narkosefolgen)
1 Kniegelenkempyem
1 verendeter Hund am 2. postoperativen Tag

Die Kniegelenkergüsse bildeten sich spontan ohne weitere Behandlungsmaßnahmen zurück. Die fieberhaften Atemweginfekte waren unter 3tägiger antibiotischer Behandlung zu beherrschen gewesen. Bei den oberflächlichen Wundinfektionen reichte das Spreizen der Wunde als Behandlungsmaßnahme aus, die Wunden heilten per secundam ab. Auch bei dem Kniegelenkempyem war durch einmaliges Entlasten des Kniegelenks das Fieber zu behandeln gewesen. Nachfolgend steifte das Knie jedoch ein. Bei 1 Hund stellten sich am 1. postoperativen Tag Brechdurchfälle ein, die trotz tierärztlicher Mitbehandlung nicht zu beherrschen waren. Der Hund verendete in der Nacht des 2. postoperativen Tages.

6.2 Arthroskopische Verlaufskontrolle

Insgesamt wurden 17mal Kniegelenke gespiegelt; 2 Arthroskopien wurden aus Übungszwecken bei unversehrten Kniegelenken (H I rechtes und linkes Kniegelenk) durchgeführt. Im weiteren postoperativen Verlauf wurden alle 16 ausgewerteten genähten Menisken arthroskopisch kontrolliert. Davon waren 15 Arthroskopiebefunde verwertbar, 1 Kontrolluntersuchung ist nach Abbruch der Arthroskopie (technischer Defekt) als Probearthrotomie durchgeführt worden (H II rechtes Knie). Der Heilungsverlauf der genähten Menisken wurde 6mal bis zur 6. postoperativen Woche überprüft (5 Arthroskopien, 1 Arthrotomie), 10 weitere Kontrollarthroskopien erfolgten 10–32 Wochen nach der Meniskusnaht.

Die Kontrolle der 8 längsgenähten Menisken erfolgte bei 3 Menisken innerhalb der ersten 6 Wochen, bei 3 weiteren 10–32 Wochen nach der Naht. Dabei handelte es sich um 5 operierte Innenmenisken und 1 operierten Außenmeniskus. Die arthroskopische Beur-

Tabelle 4. Postoperative Komplikationen

Hund Nr.	Meniskus	Art der Komplikation	Behandlung	Volle Belastung des operierten Kniegelenks nach Tagen
I	Rechts innen	Fieber am 2. Tag, oberflächlicher Wundinfekt (angedeuteter Erguß)	Hautfäden eröffnet	3
	Links innen	–	–	2
II	Rechts innen	–	–	2
	Links außen	–	–	3
III	Rechts innen	Fieber am 2. Tag, Wundschwellung, Bronchopneumonie	Hautfäden eröffnet Antibiotika	5
	Links innen	–	–	2
	Rechts außen	–	–	2
IV	Rechts innen	–	–	1
	Links innen	–	–	2
	Links außen	Fieber am 2. Tag, Empyem	Fäden am 4. Tag eröffnet	(Schonung)
V	Rechts innen	–	–	2
	Rechts außen	–	–	3
	Links innen	–	–	2
	Rechts außen	–	–	3
VI	Rechts innen	–	–	2
	Links innen	Angedeuteter Erguß, Fieber, *Bronchitis*, Rhinitis	Antibiotika	2
VII	Rechts innen	Brechdurchfälle ab dem 1. postoperativen Tag	(Exitus am 2. auf 3. Tag)	(1)
VIII	Rechts innen	Erguß, Fieber	Antibiotika	3
	Links innen	–	–	2

teilung der operativ versorgten Längsinzisionen hat keine Schwierigkeiten bereitet. Bei der Kontrollarthroskopie innerhalb der ersten 6 Wochen fanden sich gefäßreiche, wulstige Narben, wobei pannusartige narbige Ausläufer, von der synovialen Falte ausgehend, mehr oder weniger breit das Meniskusgewebe in Richtung freien Meniskusrand überwucherten (Abb. 18). Nach der 10. Woche ist dieses gefäßreiche Granulationsgewebe einem gefäßarmen Narbengewebe gewichen; 5 der 6 genähten Menisken waren im Schnittbereich fest verheilt, eine vermehrte Meniskusbeweglichkeit oder Luxationstendenz war nicht festzustellen.

Der linke Innenmeniskus von H VIII zeigte 4 Wochen nach der Meniskusnaht, im Bereich der gesetzten Längsinzision, im mittleren Meniskusdrittel einen deutlich erkennbaren

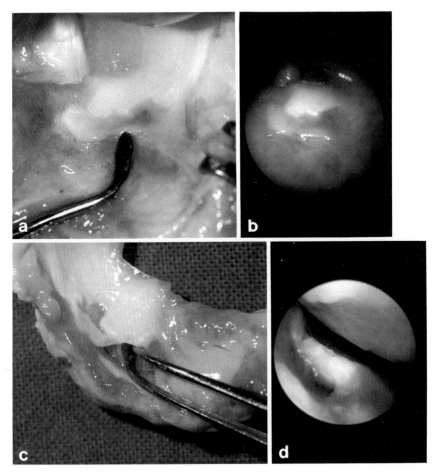

Abb. 18a–d. Arthroskopiebefunde und Sektionsergebnisse nach Längsnähten, **a, b** Feste Narbe im Meniskusvorderhorn, regelrechte Meniskuskonturen (H VI rechts innen); **c, d** inkomplett ausgeheilte Längsinzision, z.T. fest ausgeheilt, im Vorderhornbereich verbliebene Gewebelücke (H VIII links innen)

Defekt, der zum Vorderhorn hin mit Granulationsgewebe ausgefüllt war. Arthroskopisch wurde dieser Befund als „teilweise Vernarbung der Längsinzision" gedeutet (s. Abb. 18). Zusätzlich fiel auf, daß der Vorderhornbereich etwas ausgezogen und deformiert war. Diese arthroskopischen Befunde wurden bei der späteren Meniskusentnahme makroskopisch und histologisch voll bestätigt.

Bei den 11 ausgewerteten *querindizierten Menisken* wurde 3mal innerhalb der ersten 4 Wochen nach der Naht arthroskopiert. Eine Arthroskopie mußte wegen eines technischen Defekts abgebrochen werden, hier erfolgte die Kontrolluntersuchung durch Arthrotomie. Sieben querindizierte und genähte Menisken wurden innerhalb von 10–20 Wochen nach der Operation gespiegelt. Die in dieser Gruppe vorliegenden Befunde haben in 8 Fällen die vollständige Übereinstimmung mit dem Sektionsergebnis erbracht; 7mal wurde eine zwar verbreiterte, aber feste, querverlaufende Meniskusnarbe gefunden. In 1 Fall (H II rechts innen) wurde arthroskopisch die Vernarbung des queren Meniskusschnitts gesehen, zusätzlich im mittleren Drittel des Meniskuskörpers, zum Hinterhorn ziehend, eine kleine Längsrißbildung. Auch in diesem Falle stimmten Arthroskopie- und Sektionsbefund überein. Auch der *unvollständig* verheilte, quere Meniskuseinschnitt bei H V links außen (Abb. 19) und die *mißglückte* Meniskusnaht, mit fortbestehendem, klaffendem Meniskusdefekt bei H V rechts außen wurde arthroskopisch richtig gedeutet. Bereits bei den Kontrollarthroskopien fiel auf, daß im ehemaligen Schnittbereich die Menisken deutlich verbreitert waren. Je nach Narbenalter lagen rötliche bis blaßrosa Vernarbungen vor. Bedingt durch feine Narbeneinziehungen und unterschiedliche Randkonturen war arthroskopisch bereits zu vermuten, daß die quer durchtrennten und genähten Menisken sekundär Dehiszenzen im Schnittbereich

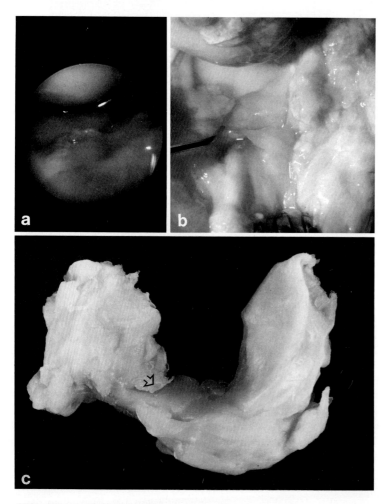

Abb. 19a–c. H V links außen: Quernaht am Meniskus, teilweise verheilt. **a** Arthroskopiebefund, **b** der gleiche Meniskus bei der Kniepräparation, **c** das Meniskuspräparat mit unvollständig geheiltem Meniskus nach Quernaht, lappig ausgewalzte Rißränder (*Pfeil*, 4fache Vergrößerung)

ausbildeten. Auch feine Auffaserungen des freien Meniskusrands, wie sie beispielsweise beim linken Außenmeniskus von H V vorgefunden wurden, waren arthroskopisch bereits aufgefallen. Gelbliche Farbveränderungen des Meniskusgewebes wurden als beginnende Degenerationserscheinungen richtig gedeutet.

Lediglich ein Arthroskopiebefund, durchgeführt in der 6. Woche nach der erhaltenden Meniskusoperation (H I links innen), hatte einen abweichenden Befund gegenüber dem Sektionsergebnis ergeben. Die Arthroskopie ließ einen kleinen verbliebenen, V-förmigen Schlitz, im Sinne eines Meniskusdefekts, erkennen. Diese kleine Lücke war unzureichend mit blaßrosa Narbengewebe ausgefüllt. Dieser Arthroskopiebefund wurde als „teilweise narbige Überbrückung" der Meniskusinzision gedeutet. Nach 13 Wochen ergab die Präparation des Kniegelenks an gleicher Stelle eine verbreiterte, feste Meniskusnarbe.

Zusätzlich auffallende Kniebefunde, wie Reizsynovitis und Knorpelschäden, wurden arthroskopisch erkannt und bei der späteren Kniegelenkpräparation bestätigt (s. Abb. 36). Aufschlußreich war v.a. die Kontrollarthroskopie immer dann, wenn vor einer 2. Meniskusoperation desselben Kniegelenks eine Arthroskopie vorangestellt wurde, worauf später noch eingegangen wird.

Der Vergleich der Arthroskopie- mit den Sektionsbefunden unterstreicht die Aussagekraft der Gelenkspiegelung. Die vorgefundenen Veränderungen wurden bei der Arthroskopie eher negativ beurteilt. Die Narbenbildungen wurden, bis auf 1 Ausnahme, hinsichtlich ihrer Lage, Form und Beschaffenheit richtig bewertet.

6.3 Morphologische Beurteilung

Von den 19 genähten Menisken wurden die Ergebnisse ausgewertet und überprüft, davon 1mal ein Frühresultat, 16mal aseptische Spätergebnisse und 2mal Befunde nach Gelenkinfekt (Tabelle 5).

Bei Versuchsende sind alle Menisken vollständig mit dem umgebenden Kapsel-Band-Apparat entnommen worden, die Befunde an der Meniskusunter- und -oberfläche erfaßt, die Begleitveränderungen am Kniegelenk protokolliert worden. Die Versuche wurden nach

Tabelle 5. Morphologische Ergebnisse

		Heilung Vollständig	Teilweise	Keine	Nicht beurteilbar
Bei *Längsinzisionen*	8				1 (am 2. Tag verendet)
Versuchsdauer:					
5–9 Wochen		2	1	–	
4–9 Monate		3	–	–	1 (Kniegelenkempyem)
Bei *Querinzisionen*	11				
Versuchsdauer:					
5–9 Wochen		2	1	–	1 (Kniegelenkempyem)
4–9 Monate		6	–	1	
Gesamt	19	13	2	1	3

5–9 Wochen oder 4–9 Monaten beendet. Die kurzen Standzeiten wurden gewählt, um morphologische Erkenntnisse der jungen Narben zu gewinnen. Während der langen Versuchszeit wurden die Meniskusnarben langfristig belastet, ihre Festigkeit gegenüber der physiologischen Beanspruchung geprüft.

6.3.1 Beurteilung der Längsinzision

Ausgewertet wurden 8 längsinzidierte Menisken; 5mal war die Verletzung bei Versuchsende narbig verheilt (4mal am Innenmeniskus, 1mal am Außenmeniskus), 1 Meniskus (H VIII links innen) wies 5 Wochen nach der basisnahen Naht nur eine unvollständige Vernarbung der Verletzungsstelle auf (s. Abb. 18). Nahe dem Meniskusvorderhorn war der Längsschnitt etwa zur Hälfte narbig ausgeheilt; der Rest war schrägverlaufend, teils narbig, teils unverändert als Meniskusdefekt erhalten geblieben. Ein Meniskus wurde bereits am 2. postoperativen Tag entnommen (H VII rechts innen), da der Hund frühzeitig verstorben war. Makroskopisch haben Veränderungen, im Sinne der Heilung, nach diesem kurzen Zeitabschnitt noch nicht vorgelegen.

Ein weiterer längsgenähter Meniskus (H IV links innen) ließ eine Beurteilung der Narbe nicht zu, da den weiteren Verlauf ein Kniegelenkemyem kompliziert hatte. Der gesamte Knieinnenraum wies hochgradige infektbedingte Zerstörungen am Knorpel- und am Meniskusgewebe auf. Das Kniegelenk war ankylosiert und über bindegewebige Stränge und Septen wackelsteif verlötet. Ortsständiges Meniskusgewebe war in diesem Narbengewebe nicht mehr sicher nachweisbar.

Aseptische Spätergebnisse bei längsgenähten Menisken lagen 6mal vor (Tabelle 6). Bei schwacher Vergrößerung konnten Veränderungen an den vollständig entnommenen und fixierten Meniskuspräparaten deutlich erkannt und photographiert werden.

Die Längsnaht heilte 5mal fest narbig aus. Nach 3 Monaten war die Narbe kaum noch vom ortsständigen Meniskusgewebe zu unterscheiden, welches glatt, spiegelnd und unauffällig gefärbt geblieben war. Beim Vergleich ihrer Ober- und Unterflächen wiesen die Narben deutliche Unterschiede auf. Die Unterseite hatte in allen Fällen strichförmige, bis zu 1 mm breite Narben entwickelt. Dagegen waren die Vernarbungen an der Oberseite des Meniskus breitflächig, oft auch lappig angelegt (s. Abb. 18). Quere, zum freien Meniskusrand ziehende, leicht wulstige Narbenzüge markierten die ehemals angelegten Nähte (H III links innen). An der Meniskusunterfläche war der Faserverlauf des ortsständigen Gewebes scharf von der schmalen Narbe abzugrenzen, was an der Oberseite stellenweise nicht mehr möglich war, wegen der ausgedehnten, breitflächigen Narbenwucherungen. (Diese, an der Oberfläche liegende, überschießende Narbenbildung ist auf den synovialen Gefäßstiel zurückzuführen, der bei der Meniskusnaht als synoviale Falte über die Nahtstelle gedeckt und fixiert wurde.)

Ein längsgenähter Innenmeniskus (H V links) war ebenfalls an der Meniskusoberfläche im Verletzungsbereich breitflächig und glatt vernarbt. Im vorderen Bereich fiel eine feine, bogenförmige Einziehung des freien Meniskusrands auf (Abb. 20). Es handelte sich dabei um eine Verziehung, die von einem kleinen Meniskusdefekt herrührte, der durch die Entnahme einer Gewebeprobe entstanden war. Zusätzlich wies dieser Meniskus eine deutlich erkennbare, längsgestellte, etwa 1 mm breite *Kontinuitätsunterbrechung* an seiner Oberfläche auf. Dieser, als kleiner Riß imponierende Meniskusschaden, ging wahrscheinlich von

Tabelle 6. Aseptische Spätergebnisse bei *Längsnaht*

Hund Nr.	Meniskus	Versuchsdauer in Wochen	Lage der Inzision	Narbige Heilung Vollständig	Teilweise	Keine	Bemerkung, Begleitveränderungen
H III	Links innen	24	Basisnahe, 2 cm lang; PE	X			Angedeutete Arthrose
H V	Links innen	22	Meniskuskörper, 2 mm vom Ansatz entfernt, 2 cm lang; PE	X			Meniskusstichkanäle deutlich erkennbar
H VI	Rechts innen	7	Meniskuskörper, ca. 3 mm vom Ansatz entfernt	X			Oberflächliche Rollenknorpelverletzungen
	Links außen	13	Basisnahe, ca. 1–2 mm vom Ansatz entfernt, ca. 1,5 cm lang	X			–
H VIII	Rechts innen	7	Meniskuskörper, ca. 3–4 mm vom Ansatz entfernt	X			–
	Links innen	5	Basisnahe, 1,5 cm lang		X		Angedeutete Arthrose

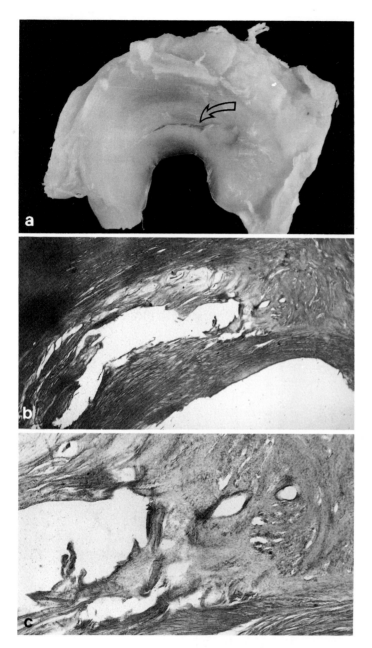

Abb. 20a–c. Linker Innenmeniskus H V, 5 Monate nach Längsnaht. **a** Leicht gewulstete Narbe, eingezogener freier Meniskusrand, **b** kleiner Längsriß im Meniskuskörper (8fach vergrößert), nicht verheilter Nadelstichkanal (*Pfeil*), **c** der identische Meniskusbezirk mit bindegewebiger Reaktion im Verletzungsbereich, bei tangential getroffenem Stichkanal (HE-Färbung, 35fach vergrößert)

einem *Nadelstichkanal* aus. Im Gegensatz zu den anderen längsgenähten und vernarbten Menisken, bei denen makroskopisch *keine* Stichkanäle mehr nachweisbar waren, war in diesem Falle, im Verlauf von 22 Wochen, die Läsion weder ausgeheilt noch wesentlich größer geworden. Diese Stichverletzung lag weit von der Meniskusinzision entfernt in der Nähe des freien Meniskusrands. Der makroskopisch auffallende Verletzungsbezirk war auch im feingeweblichen Präparat wieder auffindbar. In schwacher Vergrößerung zeigte der Verletzungsbereich hier das Bild eines alten Risses mit zellreichem Rand und beginnender Faserneubildung sowie Glättung und Abrundung der Rißkanten. Das umgebende ortsständige Meniskusgewebe wies vereinzelt kleine Auflockerungen und beginnende Verschleimungen auf, die als die Zeichen einer verletzungsbedingt einsetzenden Degeneration zu bewerten waren.

Die Meniskusnarben konnten als Langzeitversuch bei 6 von 8 längsgenähten Menisken nach aseptischem Verlauf beurteilt werden. In 5 Fällen wurde eine vollständige, feste narbige Ausheilung erreicht. Nur in einem Fall endete die Meniskusnaht, bei teilweiser Heilung mit einem verbliebenen Restdefekt (s. Abb. 18). Eine Erklärung hierfür ist weder aus dem Operationsprotokoll noch aus dem weiteren Verlauf ersichtlich. Die partiell ausgebliebene Vernarbung ist wahrscheinlich auf eine Nahtinsuffizienz zurückzuführen. In allen Fällen mit Heilung entwickelte sich eine verbreiterte, teilweise bis an den freien Meniskusrand ziehende Narbenzone, die auf den aufgenähten, synovialen Gefäßstiel zurückzuführen war. Die Meniskusunterfläche zeigte dagegen immer eine relativ schmale, z.T. strichförmige Narbe.

6.3.2 Beurteilung der Querinzision

Verwertbar sind ferner 10 Menisken, die *quer* zu *ihrer Längsachse* eingeschnitten und genäht wurden (Tabelle 7). Der Schnitt wurde immer im vorderen Drittelbereich des Meniskus angelegt; 9mal ist die peripher gelegene Meniskusbasis vollständig mit durchtrennt worden, 1mal wurde vom freien Meniskusrand bis in den Meniskusansatz geschnitten, ohne diesen vollständig zu durchtrennen (H III rechts außen). In einem weiteren Fall wurde inkomplett inzidiert (H II rechts innen); bei vollständiger Durchtrennung des Meniskusansatzes endete dieser Schnitt kurz for dem freien Meniskusrand.

Bei der Entnahme der Menisken zeigte sich, daß 8 der 10 querinzidierten und genähten Menisken narbig fest ausgeheilt waren (Abb. 21). Auffällig war, daß sich in 5 Fällen eine deutlich verbreiterte, z.T. etwas ausgewalzte Narbe ausgebildet hatte. Eine besonders breite Narbenbildung war in den beiden Fällen entstanden, bei denen ein Meniskusdefekt durch eine Biopsie gesetzt worden war (H II links außen, H III rechts außen).

Eine *inkomplette* Vernarbung lag 1mal vor (H V links außen, s. Abb. 19). Nahe der Meniskusbasis war der Schnitt unter leichter Verbreiterung narbig verheilt; er imponierte jedoch zum freien Meniskusrand hin als lappenförmiger, inkompletter, querverlaufender Riß mit abgerundeten, teils ausgefransten Rißrändern.

Ein *Fehlschlag* lag nur in einem Fall vor (H V rechts außen), hier war weder basal noch im Bereich des Meniskuskörpers eine narbige Verbindung des queren Einschnitts zu erkennen gewesen.

Bemerkenswert war der Befund des rechten Innenmeniskus von H II (Versuchsdauer 18 Wochen). Der quere Einschnitt war fest verheilt. Nahe dem freien Meniskusrand lag im

Tabelle 7. Aseptische Spätergebnisse bei *Quernaht*

Hund Nr.	Meniskus	Versuchs-dauer in Wochen	Lage der Inzision	Narbige Heilung Voll-ständig	Teil-weise	Keine	Bemerkung, Begleitveränderungen
H I	Rechts innen	22	Komplett	X			Verbreiterte, etwas lappige Narbe, fest; leichte Arthrose
	Links innen	9	Komplett	X			Narbe verbreitert, fest; beginnende Arthrose
H II	Rechts innen	18	Inkomplett (vom Ansatz bis kurz vor den freien Rand)	(X)			Querschnitt verheilt, *sekundärer Längsriß* im Meniskuskörper, leichte Arthrose
	Links außen	25	Komplett, PE (Defekt durch PE)	X			Verbreiterte Narbe, fest; mittelgradige Arthrose
H III	Rechts innen	28	Komplett	X			Mäßige Arthrose
	Rechts außen	6	Inkomplett, Basis teilweise erhalten (Defekt durch PE)	X			Fest, aber etwas lappig, *Knorpeldefekt* an Rolle (Operationsverletzung!); Synovitis, leichte Arthrose
H IV	Rechts innen	23	Komplett	X			Breite, feste Narbe; leichte Rollenarthrose
H V	Rechts innen	35	Komplett	X			Verbreiterte Narbe, deutliche Meniskus-auffaserung; mittelschwere Arthrose, Synovitis
	Rechts außen	15	Komplett			X	Mittelschwere Arthrose
	Links außen	6	Komplett		X		Verbreitert, Riß am freien Rand *nicht* verheilt; leichte Arthrose

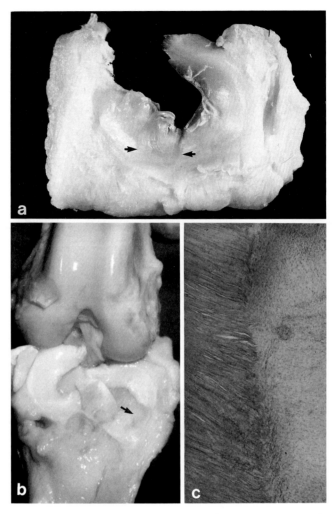

Abb. 21a–c. Quer genähter Innenmeniskus, 5 Monate nach Naht (H IV rechts innen).
a Verbreiterte Vernarbung im Vorderhorn (4fach vergrößert); b dazugehöriger Sektionsbefund: verbreiterte, blaßrosa Narbe (*Pfeil*), leichte Arthrose an der Oberschenkelrolle; c Mikrophotogramm, querverlaufender Abbruch des originären Meniskusgewebes (*links*) mit Fortsetzung einer zellreichen Narbe (*rechts*)

Meniskuskörper eine längsgestellte Rißbildung, die rechtwinklig zur Narbe verlief (Abb. 22). Hier handelte es sich um den inkomplett quer durchtrennten, am freien Rand unversehrt gelassenen Meniskus.

Die Makrophotos zeigten ferner, daß sich in 2 Fällen schmale, etwa nur 1–2 mm breite Vernarbungen ausgebildet hatten; 6mal war der quer durchtrennte Meniskus deutlich auseinandergewichen und verbreitert (Abb. 23). Entsprechend ihrem Vergrößerungsmaßstab konnten diese Narbenflächen ausgemessen werden; 4mal lagen Narbenplatten von 4–6 mm Breite vor und 1mal hatte die Narbenzone eine Breite von 10 mm eingenommen (H IV

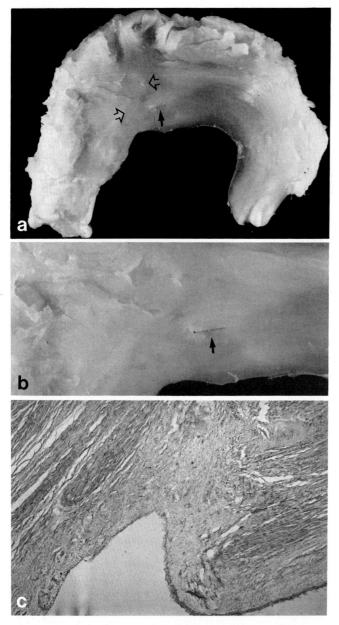

Abb. 22a–c. Quernaht im Vorderhorn, inkomplette Inzision, erhaltener freien Meniskusrand (H II rechter Innenmeniskus, 4 Monate postoperativ). **a** Kapselnahe Vernarbung, kleiner Längsriß im Meniskus (*Pfeil;* 4fache Vergrößerung), **b** Mikrophotogramm; gefäßreiche Narbe mit sekundärem Längsriß im ortsständigen Meniskusgewebe, die Rißhöhe entspricht dem unversehrten Meniskusrand (Lupenvergrößerung), **c** Granulationsgewebe einer älteren Narbe, davon ausgehend sekundärer, älterer Meniskusriß (anpolarisiert, 15fache Vergrößerung)

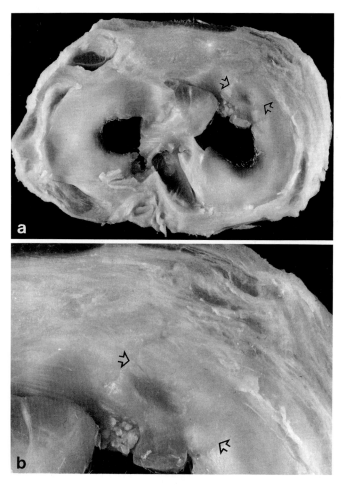

Abb. 23a, b. Quernaht, 5 Monate alt (H I rechter Innenmeniskus). **a** Feste Narbe im Vorderhornbereich (*Pfeile*), dargestellt am kompletten Meniskusring; **b** Ausschnitt (6fach vergrößert) mit verbreiterter Narbe, deutlich vom ortsständigen Meniskusgewebe abgrenzbar, ausgewalzter Narbenrand

rechts innen; Abb. 24). Die markoskopisch erkennbare Narbenbreite entsprach nicht immer genau dem Maß der Meniskusdehiszenz im Schnittbereich, da die *Vernarbungen* auch hier *überlappend* auf das angrenzende Meniskusgewebe sich ausgedehnt hatten. Die Vernarbungsvorgänge waren sowohl im Bereich der Meniskusober- als auch -unterseite identisch. Zum freien Meniskusrand hin lagen meist etwas lappig ausgefalzte und zottige Veränderungen des Ersatzgewebes vor (s. Abb. 23, 24).

Das Meniskusgewebe wies am freien Meniskusrand teils zarte Zähnelungen auf (H I rechts innen), z.T. auch stärkere Auffaserungen und Aufsplitterungen (H IV rechts innen). (Diese feinen Zähnelungen haben keinen besonderen Krankheitswert und sind bei dem 8 Jahre alten Hund als altersentsprechende Verschleißveränderungen zu bewerten.)

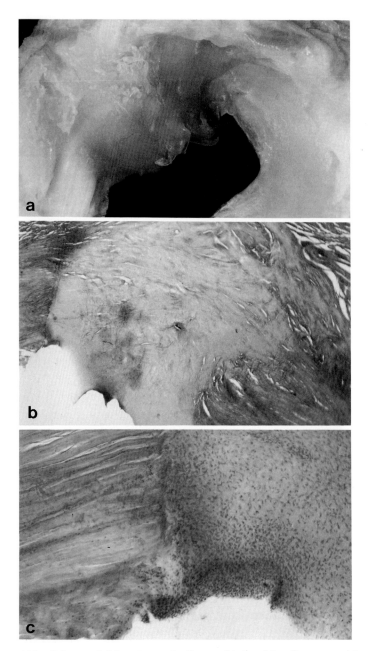

Abb. 24a–c. 5 Monate nach Quernaht (rechter Innenmeniskus H IV). **a** Verbreiterte, deutlich abgrenzbare Narbe (5fach vergrößert), **b** Übersicht der Narbenzone (12fach vergrößert), **c** Narbenausschnitt mit Grenzzone ortständigen Meniskusgewebes, Faserbindegewebe, reich an Fibroblasten (40fach vergrößert)

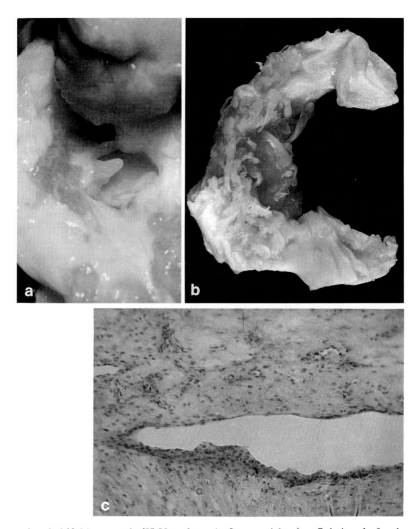

Abb. 25a–c. Quernaht, 3 1/2 Monate alt (H V rechter Außenmeniskus). **a** Sektionsbefund, ausgebliebene Meniskusheilung, zerfetzter Meniskus, schwerste Knorpelschäden, Arthrose; **b** Meniskuspräparat mit zahlreichen Rissen (4fach vergrößert), **c** Mikrophotogramm des gleichen Meniskus mit fortschreitendem Riß, granulomatöser Zellreaktion (als Zeichen eines älteren Risses), fibrinösen Belägen, verstärktem Zellgehalt im Meniskusgewebe (Fibroblasten, Pseudoknorpelzellen)

Wie bereits erwähnt wurde, ist *1mal* die Meniskusvernarbung *vollständig ausgeblieben* (H V rechts außen). Im Verlauf von 15 Wochen entwickelte sich auf dem Boden der queren Vorderhorndurchtrennung ein völlig zerfetzter, zerschlissener und aufgefaserter Meniskus (Abb. 25). Diese Verschleißzeichen waren im gesamten Meniskus anzutreffen.

Bei einem genähten Meniskus (H IV links außen) stellte sich ein eitriger Kniegelenkinfekt ein, der im weiteren Verlauf in einer Ankylose des Knies endete. Sowohl der Knorpel als auch die Menisken waren zerstört, Meniskusgewebe in den ausgedehnten Vernarbungen nicht mehr zu erkennen und die Heilung nicht mehr zu beurteilen gewesen.

Das *Endergebnis* der *Meniskusnaht* bei 17 aseptischen Hundemenisken ergab, daß bereits nach 4 Wochen deutliche morphologische Reparationszeichen vorhanden waren; 13mal hatte sich eine feste narbige Verbindung ausgebildet, 2 Inzisionen heilten nur teilweise aus, nur 1mal fehlte eine narbige Verbindung der Inzisionsflächen völlig. Ein Hund verendete am 2. postoperativen Tag, so daß in diesem Falle die Heilung nicht absehbar war. Queroder Längsinzisionen hatten auf die Heilung keinen prinzipiellen Einfluß. Zwar heilten 5 der 8 quer eingeschnittenen Menisken unter deutlicher Narbendehiszenz aus, aber auch in diesen Fällen reichte die Narbe bis hin zum gefäßlosen freien Meniskusrand. Beim septischen Verlauf (2 Menisken) kam es zum völligen Zerfall der Grundsubstanz, so daß hier von einer Heilung nicht gesprochen werden konnte.

6.4 Histologie

Es standen 32 in Formalin fixierte Hundemenisken für die morphologische Untersuchung zur Verfügung — davon 19 operierte und 13 intakte Knorpelzwischenscheiben. Die intakten Menisken wurden aufgearbeitet, um feststellen zu können, ob auch im Hundemeniskus altersabhängige degenerative Veränderungen vorkommen und wie sich diese manifestieren. Nur dieses Vorgehen erlaubt die Differenzierung von normalem, altersbedingten Verschleiß und operativer Degeneration. Von Bedeutung ist ferner Form und Beschaffenheit des Narbengewebes bei den genähten Längs- und Querinzisionen.

Schließlich ist der Frage nach Fremdkörperreaktionen durch Nahtmaterial nachzugehen. Vorauszuschicken ist, daß die mikroskopische Durchsicht der Präparate *nichtoperierter* Tiere zeigte, daß bei den ausgewachsenen, teilweise sehr alten Hunden kein einziger Meniskus frei von degenerativen Veränderungen war. Ähnlich wie beim menschlichen Meniskus, waren in allen Hundemenisken feine Verquellungen der Grundsubstanz mit Verlust der Faserzeichnung anzutreffen, die in Verbindung mit der verstärkten Anfärbbarkeit als „basophile Fleckelungen" auffallen (Abb. 26). Gelegentlich waren auch geringfügige fettige Degenerationsherde erkennbar. (Diese Zeichen der beginnenden Gewebeentartung sind vergleichbar mit denen, die auch beim Menschen regelmäßig ab etwa dem 40. Lebensjahr anzutreffen sind.)

In der 1. Gruppe der *operierten Menisken,* die bis zu *9 Wochen* nach der Operation untersucht worden sind, war *keine nennenswerte Zunahme* der Degenerationserscheinungen mikroskopisch erkennbar. Unabhängig von der Verletzungsart traten zu den bereits beschriebenen, geringfügigen basophilen Fleckelungen gelegentlich noch Pseudoknorpelzellproliferationen und kleine Verschleimungsherde hinzu (s. Abb. 26 und 27). In diesem Zusammenhang war aufschlußreich, daß weder beim linken Innenmeniskus von H VIII, bei dem die Längsinzision nur teilweise verheilt war, noch beim linken Außenmeniskus von H V mit nur unvollständig geheilter Querinzision (s. Abb. 18), nennenswerte vermehrte Degenerationserscheinungen nachweisbar waren. In beiden Fällen war die Meniskusentnahme schon innerhalb der ersten 6 Wochen nach der Operation erfolgt. Zu erwarten gewesen wären stärkere, sekundäre degenerative Gewebeveränderungen. Offensichtlich haben sich in diesem kurzen Zeitintervall diese langsam ablaufenden Veränderungen noch nicht entsprechend entwickeln können.

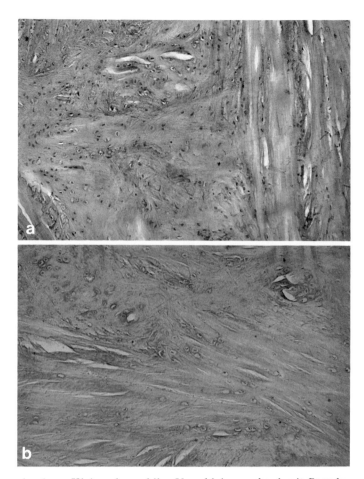

Abb. 26a, b. Verschleimungsherde. **a** Kleiner basophiler Verschleimungsherd mit Pseudoknorpelzellproliferationen in einem genähten Meniskus fern der Nahtzone (HE-Färbung, anpolarisiert, 140fach vergrößert). **b** Verschleimungsherd mit zahlreichen neu gebildeten Knorpelzellen und regelrechten Knorpelzellnestern als Zeichen altersbedingter Degenerationserscheinungen eines 8 Jahre alten Hundemeniskus (HE-Färbung, 140fach vergrößert)

Dagegen zeigte der rechte Außenmeniskus von H V (aus der Gruppe der Langzeitversuche, 6–9 Monate Standzeit) bei mißglückter Nahtversorgung einer Querinzision, ältere und jüngere Risse im Meniskusgewebe (s. Abb. 25). Bei einem Teil der kleinen Risse fanden sich keinerlei Randreaktionen, ein anderer Teil wies Rißrandreaktionen auf; dies waren fibrinöse Beläge bei der frischen Läsion, granulomatöse Gewebeauflagerungen bei älteren Schäden (s. Abb. 25). Gleichzeitig zeigte die Synovialis begleitende entzündliche Reaktionen mit Leukozyteninfiltrationen. Klinisch ist in diesem Kniegelenk eine mittelschwere Arthrose mit Synovitis und Reizerguß festgestellt worden. Die feingeweblichen Veränderungen des Hundemeniskus H V rechts außen waren mit den makroskopischen und klinischen Befunden voll in Einklang zu bringen.

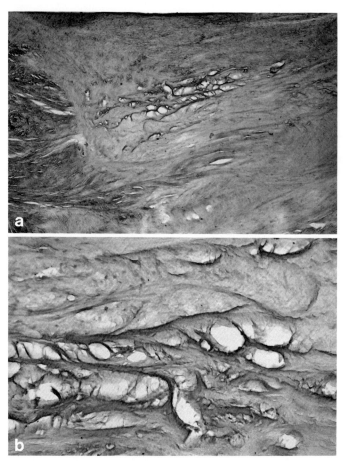

Abb. 27a, b. Pseudozysten. **a** Als Zeichen der Meniskusdegeneration nahe dem freien Meniskusrand eines 8 Jahre alten Hundes (HE-Färbung, 35fach vergrößert), **b** deutliche Verschleimung des Meniskusgewebes, Kernarmut, Auflösung der Faserstrukturen, vereinzelt Knorpelzellproliferationen (140fach vergrößert)

In der Gruppe des Langzeitversuchs, mit einer Standdauer von 4–9 Monaten nach der Meniskusnaht, hatten die *längseingeschnittenen* Menisken die besseren histologischen Ergebnisse. Über die Norm hinausgehende, nennenswerte degenerative Veränderungen waren in dieser Gruppe nicht nachweisbar, weder im Operationsbereich noch im entfernt liegenden Meniskusgewebe.

Anders dagegen sah das feingewebliche Bild der *querindizierten* Menisken aus, bei denen die Meniskusnaht *4–9 Monate zurücklag.* In diesen Fällen haben die *Degenerationszeichen,* auch fernab von der Meniskusnaht, *zugenommen* (Abb. 28b). Bei allen quer vernähten Menisken dieser Gruppe lagen vermehrt Basophilien, Pseudoknorpelzellproliferationen, mukoide Degenerationen und gelegentlich auch Pseudozystenbildungen vor. Auffallend war, daß diese Zeichen der Meniskusdegeneration unregelmäßig über das *gesamte* Meniskusgewebe verstreut lagen. Eine begrenzte Zunahme der Veränderungen im ehemaligen Schnittbereich war in den betreffenden Gewebebezirken nicht nachweisbar.

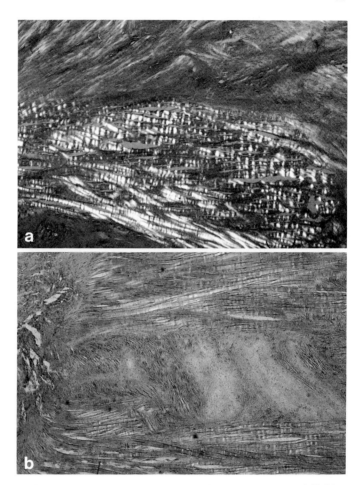

Abb. 28a, b. Feingewebliche Bilder. a Fest verheilter, längsgenähter Meniskus, 5 1/2 Monate alte Narbe (H III links innen); faserreiche, mit Gefäßen durchsetzte Narbe, längsgerichtete Faserbündel im Narbengewebe, die deutlich dünner erscheinen als im ortsständigen Meniskusgewebe (HE-Färbung, 35fach vergrößert, polarisiert), b 4 1/2 Monate alte, querverlaufende Meniskusnarbe (H II links außen); gerichtete Faserstrukturen im Narbengewebe (*links*) mit fester Verbindung zum Meniskus. Narbennahe: degenerativer Verschleimungsherd (Basophilie) nahe der Inzision (HE-Färbung, 35fach vergrößert, anpolarisiert)

Bei diesem Vergleich von unversehrt gebliebenen und operierten Menisken bezüglich der Degeneration wurden die beiden Menisken von H V linkes Knie nicht berücksichtigt, da nach der 2. Meniskusoperation ein Kniegelenkempyem den weiteren Verlauf komplizierte. Sowohl der Innen- als auch Außenmeniskus dieses Kniegelenks zeigten histologisch Gewebenekrosen und Entzündungsherde mit Leukozyten, wobei im Meniskusansatzgebiet alle Zeichen einer eitrigen Entzündung anzutreffen waren.

Bei dem früh verendeten Tier wurde 2 Tage nach der Operation der betreffende Meniskus entnommen, so daß bei den verbliebenen 16 verwertbaren operierten Menisken die Entwicklung und Ausbildung des *Narbengewebes* feingeweblich genau zu untersuchen war.

Grundsätzliche Unterschiede sind weder bei den längs noch bei den quer eingeschnittenen Menisken anzutreffen gewesen. Die längsgestellten Narben waren deutlich schmaler, gelegentlich nur strichförmig ausgebildet, wobei die Narbe das ortsständige Meniskusgewebe durchsetzte (s. Abb. 28a). Ihrer Struktur nach waren die Narben der Längs- und Querinzision als identisch anzusehen.

In Abhängigkeit vom Verletzungsalter bestand das narbige Meniskusersatzgewebe aus Granulations- und frischem Narbengewebe mit auffallendem Gefäßreichtum. Etwa 4 Monate nach der Meniskusnaht trat zunehmende Narbenschrumpfung auf (Abb. 29).

In den *ersten 2–3 Monaten* nach der Meniskusnaht waren auffallend viele *Fibroblasten* in der Narbe zu finden, später traten dann vermehrt *Fibrozyten* auf. Im weiteren Verlauf

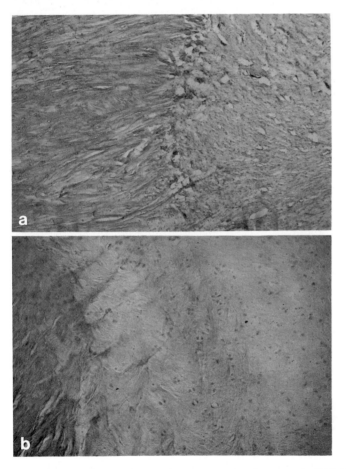

Abb. 29a, b. Quernähte nach Meniskusdurchtrennung (HE-Färbung, 35fach vergrößert). a 6 Wochen alte Narbe nach querer Meniskusdurchtrennung und Naht (H III rechts außen). Zellreiches, relativ faserarmes Bindegewebe mit zahlreichen Gefäßen, mäßiggradige Auflockerung des Meniskusgewebes am Schnittrand; b 5 Monate alte, feste Narbe nach Quernaht (H IV links innen). Kollagene Faserbündel mit fest verzahnter Grenzzone, unterschiedlich differenzierte Mesenchymzellen mit *Knorpelzellneubildung*

von Wochen und Monaten bildete sich die Narbe in ein zellärmeres, faserreiches, jedoch auch weiterhin mit Gefäßen durchsetztes, sehnenartiges Gewebe um. Diese Bindegewebefaserbündel waren teils ungeordnet, teil geordnet anzutreffen. Sie ähnelten in ihrer Struktur und Verlaufsrichtung den Faserbündeln von ortsständigem Meniskusgewebe, wobei die Faserbündel in der Narbe deutlich dünner ausgelegt waren als im ortsständigen Meniskusgewebe (Abb. 30). Im Verlaufe von Monaten richteten sich diese Faserstrukturen entsprechend ihrer Zugbelastung vermehrt in Längsrichtung des Meniskus aus.

Frühestens nach 5 Monaten traten im Narbengewebe *gelegentlich Knorpelzellbildungen* auf (H II links außen, H IV rechts innen, H V links innen; s. Abb. 29b). In den übrigen 13 operierten Menisken fehlten in den durchgemusterten Gewebeschnitten im Narbengewebe diese Knorpelzellen.

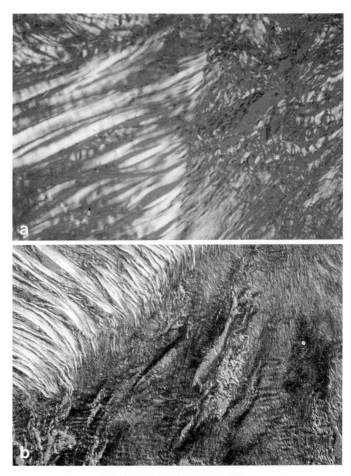

Abb. 30a, b. Neu gebildete Faserbündel im Narbengewebe (Interferenzkontrastmikroskopie), links ortsständiges Meniskusgewebe, rechts Narbe. Die leicht gewellten Faserbündel in der Narbe sind deutlich dünner als die ortsständigen Meniskusfaserzöpfe. **a** Vergrößerung 55fach, **b** Vergrößerung 40fach

Immer lag in den Präparaten eine scharfe Trennung zwischen ortsständigem Meniskusgewebe und Meniskusnarbe vor, wobei die Narbe auch nach Monaten einen festen Kontakt zum Meniskusschnittrand hatte. Sowohl makroskopisch als auch feingeweblich erschienen die Narben z.T. dicht und fest mit stellenweisen Auflockerungen und lappigen Veränderungen. Rißbildungen im Narbengewebe waren bei diesen Untersuchungen auch nach einem Beobachtungszeitraum von bis zu 9 Monaten, bei regelrechter Belastung des operierten Beins, nicht aufgefallen. Der Hundeorganismus war in der Lage, die genähte längs- oder quergestellte *Meniskusverletzung* mit einer ausreichend *tragfähigen, belastbaren,* wenn auch z.T. verbreiterten *Narbe* zu heilen.

In den Meniskusschnitten wurde nach *Stichkanälen, Fadenresten* und *Gewebereaktionen* im Bereich der Nahtzonen gesucht. In der Nähe der Narben traten bei 3 Menisken vereinzelt Fremdkörperriesenzellen auf. In allen Fällen fanden sich einzelne Leukozyten, Lymphozyten und Histiozyten in der Nähe der Stichkanäle. Eine entzündliche Gewebereaktion, im Sinne des älteren Fadengranuloms, konnte nur 1mal beobachtet werden (H II rechts außen, 6 Wochen nach Naht mit Polyglactinfäden; Abb. 31). Polyglactinfadenreste sind regelmäßig bis zu 9 Wochen nach der Meniskusnaht sowohl im Bereich des Meniskuskörpers als auch in Höhe des Meniskusansatzes nachweisbar gewesen. Das verwendete Nahtmaterial (Polyglactin und Polydioxanon = PDS) war gut gewebeverträglich. Dieses Nahtmaterial, das durch Hydrolyse aufgespalten und dann vom Körper resorbiert wird, hatte nur einen geringfügigen entzündlichen Reiz auf das Meniskusgewebe ausgeübt. Größere, ausgedehnte Leukozyteninfiltrate — die für eine chronische Entzündung sprechen — waren in keinem der operierten Menisken anzutreffen gewesen.

Die monofilen PDS-Fäden waren ähnlich gut verträglich wie das geflochtene Polyglactinnahtmaterial; 5—7 Wochen nach der Meniskusnaht waren im Bereich der Stichkanäle nur mäßig viel Zellreaktionen zu verzeichnen gewesen. Auch Fremdkörperriesenzellen traten in Verbindung mit diesen Fäden nur vereinzelt auf. PDS-Fadenfragmente waren auffallend länger im Meniskusgewebe nachweisbar als Polyglactinfäden. Noch 3 1/2 Monate nach der Meniskusnaht kamen Fadenbruchstücke des monofilen PDS-Fadens zur Darstellung.

In Verbindung mit den makroskopischen Befunden konnten auch in den Schnitten die noch sichtbaren *Stichkanäle* aufgesucht und beurteilt werden. Einige Stichkanäle zeigten das Bild eines kleinen älteren Meniskusrisses mit zellreichem Rand und beginnender Faserneubildung als reaktionsarme, rundliche kleine Meniskusdefekte. In einem Fall war ein sekundärer, zeitlich fortschreitender und daher teils jüngerer, teils älterer Riß nachweisbar, der seinen Ausgang von einem Nahtloch genommen hatte (H II rechts innen; s. Abb. 22).

Nach Auswertung der histologischen Schnitte war festzustellen, daß zwar makroskopisch und arthroskopisch gleiche Befunde vorlagen, histologisch jedoch zwischen längs- und quergenähten Menisken unterschiedliche Grade der sekundären Degeneration vorlagen.

6.5 Mikroradiographische Befunde

Ziel der Mikroradiographie war, die Kapillaren im Bereich der Meniskusansatzzone mit Kontrastmittel zu füllen. Die Mikroradiographie wurde leicht modifiziert nach Rhinelander u. Baragny [291], van de Berg et al. [29] und Rittmann u. Perren [295] durchgeführt. Nach der Kontrastmittelfüllung wurde zunächst das gesamte Meniskuspräparat geröntgt. Zur besseren Darstellung des Kapillargebiets wurde der Ober- und der Unterrand der Meniskus-

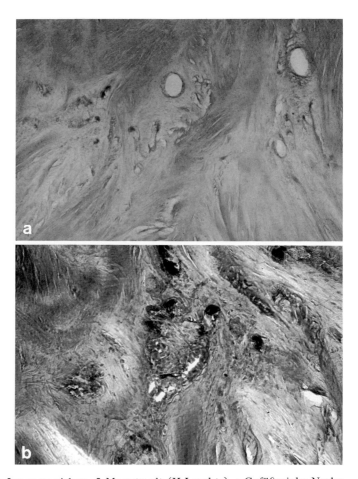

Abb. 31a, b. Quernaht am Innenmeniskus, 5 Monate alt (H I rechts). **a** Gefäßreiche Narbe nahe dem fibrösen Meniskusansatz: unregelmäßig strukturierte Fremdkörpereinschlüsse, grobscholliges, dunkles Material in den Gefäßen ist Kontrastmittel nach einer Mikroangiographie (HE-Färbung, 55fach vergrößert). **b** Kleines Fadengranulom im polarisierten Licht; in der Bildmitte, blau aufleuchtender Fadenrest (HE-Färbung, 140fach vergrößert)

scheiben abgetrennt. Der dann verbliebene 0,5–0,6 cm dicke Meniskusring wurde neuerlich geröntgt. Die Röntgenaufnahmen sind mit einem Faxitron-Röntgengerät belichtet worden. Es wurden Structurix-D-4-Filme verwendet, die in einer Entwicklungsmaschine für Röntgenaufnahmen entwickelt wurden. Von diesen Röntgenfilmen sind dann die entsprechenden Fotoabzüge angefertigt worden.

Untersucht wurden mikroangiographisch 2 intakte und 2 operierte Menisken. Die Übersichtsangiographien wurden von den beiden Menisken eines Kniegelenks mit ihrem anheftenden Kapselgewebe, einschließlich der Kreuzbänder, angefertigt. Vergrößerte Bildausschnitte ließen Details der normalen Meniskusdurchblutung und der Gefäßversorgung des operierten Meniskus erkennen (Abb. 32).

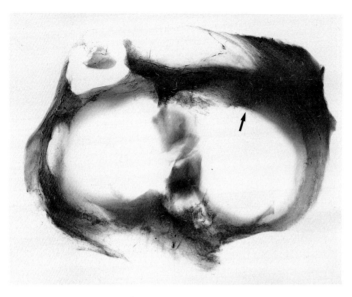

Abb. 32. Mikroangiogramm der Menisken (H I links, 3fach vergrößert). Leicht schrägverlaufendes Gefäßband im Bereich des Innenmeniskusvorderhorns (*Pfeil*) entspricht der 2 Monate alten Meniskusnarbe; teilweise verödete Randarterie (Operationsfolge)

6.5.1 Normale Gefäßanatomie

Der Innen- und Außenmeniskus werden von einem parameniskealen kapillaren Gefäßplexus versorgt, der Gefäßäste zum Meniskusgewebe abgibt. Parameniskeal ist, radial vom Vorderhorn zum Hinterhorn ziehend, ein dickes Versorgungsgefäß angelegt, aus dem radialgestellte Gefäßäste in den Meniskuskörper einstrahlen. Diese Versorgungsgefäße ziehen zentral zum Kniegelenk hin und enden in einem feinen Gefäßschlingennetz (Abb. 33). Durch vergleichende Ausmessung von Nativpräparat und Mikroangiographievergrößerung läßt sich das durchblutete Meniskusareal bestimmen. Etwa *20–30%* des *kapselnahe* gelegenen Meniskusgewebes ist *blutversorgt*. Dementsprechend weist das zentral gelegene Meniskusgewebe mikroradiographisch keine Durchblutung auf. Auffallend *gut gefäßversorgt* sind die *Vorder- und Hinterhörner* der Menisken. Eine verstärkte Gefäßzeichnung liegt auch im Bereich der Ansätze der Kreuzbänder vor.

6.5.2 Gefäßversorgung von genähten Menisken

Die Übersichtsangiographien zeigen bei beiden quer indizierten, genähten und geheilten Menisken eine deutlich verminderte Durchblutung. Die beschriebene perimeniskeal gelegene Randarterie kommt in einem Fall gar nicht zur Darstellung oder endet plötzlich in der Höhe der Verletzungsstelle (s. Abb. 32, 34, 35). Ebenso endet in diesem Bereich der zirkulär angelegte Gefäßplexus, der aus der Randarterie hervorgeht. Das Kaliber der dargestellten Randarterie ist am verletzten Meniskus enger gestellt als am gesunden (s. Abb. 32). Auch die radial

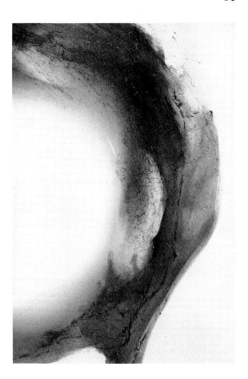

Abb. 33. Mikroangiogramm eines intakten Hundemeniskus (10fach vergrößert). Peripher verlaufende dicke Randarterie, davon ausgehend das kapselnahe gelegene Gefäßschlingennetz, das im äußeren Meniskusdrittel nachweisbar ist; keine Durchblutung im zentralen Meniskusbereich

angelegte Kapillardurchflechtung des Meniskusgewebes ist erheblich reduziert (s. Abb. 34). Nur in Höhe der Verletzungsstelle liegt ein etwa 5–6 mm breites, gut ausgebildetes kapillares Band. Im narbigen Verletzungsareal ziehen die Kapillaren rechtwinklig zur normal längsgestellten Kapillarversorgung bis zum freien Meniskusrand hin. Diese auffallend gut durchblutete Gewebezone, mit dem atypischen Verlauf der Kapillaren, entspricht in beiden Fällen der verbreiterten Vernarbungszone bei der ehemals durchgeführten queren Meniskusdurchtrennung.

In 2 Fällen einer 2 Monate alten (s. Abb. 35) und einer 5 Monate alten Meniskusnarbe (s. Abb. 34) ließen sich mikroangiographisch die betreffenden Narbenzonen darstellen. Erwartungsgemäß wurde, 2 Monate nach der Meniskusverletzung, in diesem Bereich ein stark durchbluteter Gewebebezirk mit dicken Kapillaren sichtbar. Nach 5 Monaten war an der Operationsstelle mikroangiographisch ebenfalls noch ein flächenhaftes, breites, in seiner Gefäßrichtung deutlich von dem normalen Gefäßverlauf abgesetztes Versorgungsgebiet dargestellt. Diese alte Meniskusnarbe hat, im Vergleich zur jüngeren Meniskusnarbe, eine deutlich verminderte Blutversorgung mit dünnen, nur noch spärlich vorhandenen Kapillaren (s. Abb. 34).

6.6 Begleitveränderungen am operierten Kniegelenk

Die Sektionsprotokolle aller Kniegelenke sind mit den jeweiligen Operationsprotokollen und arthroskopischen Verlaufsbefunden verglichen worden. Den Operationsprotokollen

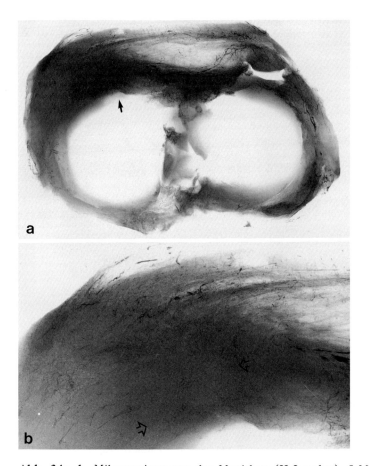

Abb. 34a, b. Mikroangiogramm der Menisken (H I rechts), 5 Monate nach Quernaht des Innenmeniskus (*Pfeile*). **a** Gefäßarme, verbreiterte Narbe, verödete Randarterie. **b** Ausschnittvergrößerung des Narbenbezirks (7,5fach vergrößert, *Pfeile*) zeigt die spärlich dargestellte, quer zu den ortsständigen Gefäßen verlaufene Gefäßzeichnung der Narbe

war zu entnehmen, daß bei *allen Hunden,* zum Zeitpunkt der ersten Kniegelenkoperation, völlig unauffällige Knieinnenverhältnisse vorgelegen hatten. Bei Versuchsende hatten 3 Kniegelenke (H V links, H VI links, H VIII rechts) makroskopisch glatte, glänzende Knorpelflächen und einen unauffälligen Synovialbefund. Ausnahmslos handelte es sich hier um Kniegelenke, bei denen *längsindizierte* Menisken genäht worden waren. Diese 3 Kniegelenke waren jeweils 1mal operiert und 1mal arthroskopisch kontrolliert worden.

Ein weiteres Knie (H VI rechts) wies oberflächliche, gerade eben erkennbare Knorpelläsionen an der Knieinnenrolle auf, die eindeutig intraoperativ gesetzt und damals protokolliert worden waren (s. Tabelle 5, S. 41). Beginnende arthrotische Veränderungen – wie angedeutete Randwulstbildung, narbiger randständiger Pannus – waren in der Gruppe der längsindizierten und genähten Menisken nur bei 2 Kniegelenken anzutreffen (H III linkes Knie und H VIII linkes Knie). Zeichen einer synovialen Reizung oder gar einer ausgeprägten

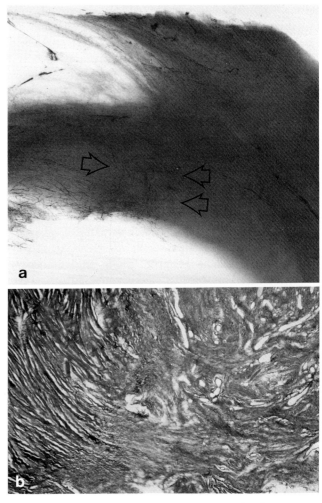

Abb. 35a, b. 2 Monate alte, querverlaufende Narbe (H I linker Innenmeniskus). **a** Mikroangiogramm mit gefäßreichem Narbengebiet (*Pfeile*); die Gefäße reichen weit über den sonst gefäßlosen zentralen Meniskusbezirk hinaus (7fach vergrößert). **b** Die gleiche Narbe, links ortsständiges Meniskusgewebe, rechts gefäßreiches Narbengewebe mit längsgerichteter Faserneubildung (Goldner-Färbung, 35fach vergrößert)

chronischen Synovitis konnten in keinem Fall mit behandelter Längsinzision nachgewiesen werden.

Dagegen zeigten *alle* Kniegelenke, bei denen Menisken in *querer Richtung* eingeschnitten und vernäht worden waren, unterschiedlich ausgebildete arthrotische Veränderungen an den Oberschenkelrollen und am Schienbeinkopf. Es wurden 6mal gelbliche, matte Knorpelflächen, feine Aufrauhungen und oberflächliche Knorpelaufbrüche, verbunden mit beginnender arthrotischer Randwulstbildung, vorgefunden (s. Tabelle 7, S. 46). Randständige gelegene, bindegewebige Auflagerungen und Wulstbildungen waren als Zeichen der degenerativen Knorpelveränderungen und der einsetzenden Arthrose zu bewerten; 4mal lagen mittelschwere bis schwergradige Arthrosen vor, mit ausgeprägten Randexophyten, Entrundungen der Oberschenkelrollen und Verbreiterungen der Schienbeinköpfe. In diesen Fällen waren immer synoviale Reizerscheinungen oder eine regelrechte villöse Synovitis (2mal) zu verzeichnen gewesen. Vor allem bei der *einzigen mißlungenen queren Meniskusnaht* (H V rechts außen) hatte sich über den verbliebenen Meniskusriß, 15 Wochen nach der Operation, eine schwere Panarthrose ausgebildet (s. Abb. 17). Dieses Kniegelenk wurde sowohl am Innen- als auch am Außenmeniskus operiert. Die Innenmeniskusoperation heilte, am Außenmeniskus blieb die Heilung aus. Anläßlich einer Kontrolle 20 Wochen nach der Innenmeniskusoperation lagen noch regelrechte Knorpelverhältnisse vor. Innerhalb der nachfolgenden 15 Wochen hatte sich dann, als Folge der fortbestehenden Meniskusverletzung, eine Panarthrose mit ausgeprägter villöser Synovitis entwickelt.

In diesem Zusammenhang war auch der Befund des rechten Kniegelenks von H III aufschlußreich. Zehn Wochen nach der Innenmeniskusoperation ergab die Kontrollarthroskopie einen nur unvollständig vernarbten, quer eingeschnittenen Innenmeniskus mit einem etwa 2 mm breiten verbliebenen Defekt. Die Oberschenkelrolle hatte zu diesem Zeitpunkt randständig gelegene, gefäßreiche Bindegewebeauflagerungen, die auch den Knorpel überzogen. Zeichen einer Synovitis lagen noch nicht vor. Die 28 Wochen später durchgeführte Präparation des gleichen Kniegelenks ergab, bei *fester* Meniskusnarbe, eine mäßige Innenrollenarthrose und das Bild der villösen Synovitis. Dieser Befund ist deswegen bemerkenswert, da das rechte Knie von H III nach der Kontrollarthroskopie zusätzlich am Außenmeniskus operiert worden war. Bei dieser 2. Operation wurden Knorpelverletzungen an der äußeren Oberschenkelrolle gesetzt. Bei dem nachfolgenden postoperativ klinisch unauffälligen Verlauf hatte sich dennoch eine chronische Synovitis entwickelt; 6 Wochen später zeigte das Kniegelenk bei der Präparation das Bild einer Panarthrose mit deutlich erkennbarem, knapp linsengroßem Knorpelgeschwür an der äußeren Oberschenkelrolle, ausgehend von einer Nadelstichverletzung (Abb. 36c, d).

Auch kleinste, oberflächlich gesetzte Nadelstichverletzungen des Knieknorpels heilten beim erwachsenen Hund nicht (H VI rechts innen). Die teils punkt-, teils strichförmigen Knorpelläsionen waren sowohl bei der Kontrollarthroskopie als auch bei der abschließenden Kniegelenkpräparation, 7 Wochen nach der Verletzung, am Verletzungsort weiter unverändert anzutreffen (Abb. 36a).

6.7 Zusammenfassung der Befunde

1. Von 19 genähten Hundemenisken heilten 13, 5 längs- und 8 querindizierte Menisken; 2mal war die narbige Heilung unvollständig geblieben, jeweils bei einem Längs- und einem Querschnitt. Nach einer Querinzision fehlten alle Heilungszeichen. Das Kurzzeitergebnis wurde zur Bewertung nicht herangezogen. Bei einem septischen Verlauf bei beidseitiger Meniskusnaht hatte die Infektion zu einer hochgradigen Zerstörung der Strukturen geführt, so daß eine Beurteilung nicht möglich war.
2. Ausgehend von Nadelstichverletzungen hatten sich 2 kleine, sekundär entstandene Meniskuseinrisse entwickelt, ohne Degenerationszeichen im histologischen Bild.
3. Die *längsinzidierten* Menisken heilten, unter strichförmiger Narbenbildung an der Meniskusunterseite und breitflächiger Vernarbung an der Oberseite, aus; diese überschießende Reparation ist auf den operativ angelegten, synovialen Gefäßstiel zurückzu-

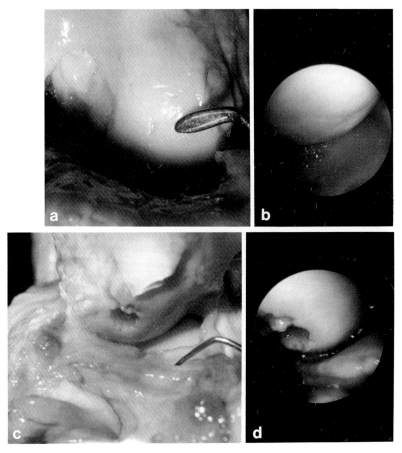

Abb. 36a–d. Intraoperativ gesetzte Knorpelläsionen. **a** Oberflächliche Knorpelläsionen an der Oberschenkelrolle, durch Nadelstiche verursacht. Sektionsbefund 7 Wochen nach Operation; **b** arthroskopische Verlaufskontrolle in der 6. Woche (H VI rechts). **c** Großes Knorpelulkus, durch Nadelstichverletzung verursacht. Sektionsbefund 6 1/2 Monate nach OP; **d** Kontrollarthroskopie (H III rechts)

führen. Alle *querindizierten* und genähten Menisken heilten narbig, mit deutlicher Dehiszenz der Schnittflächen aus. Dennoch hielt dieses Gewebe auch im Langzeitversuch der physiologischen Belastung stand.

4. Zellgehalt und kollagene Narbenbildung verhielten sich, wie bei jeder anderen Narbe auch, mit zunehmendem Narbenalter umgekehrt proportional. Entsprechend der Hauptbelastungsrichtung ordnete sich das kollagene Gewebe zu feinen *Längsfaserbündeln*. Das narbige Ersatzgewebe wurde, histologisch gesehen, dem Meniskusgewebe immer ähnlicher. Gefäße waren in der Narbe bis zum freien Narbenrand noch nach Monaten nachweisbar.

5. Die *Durchblutung* der Meniskusnarbe erfolgte überwiegend aus dem parameniskealen Gefäßnetz, die Verlaufsrichtung war bei der queren Meniskusinzision quer zum allge-

meinem Gefäßverlauf gestellt. Mikroradiographisch war nachzuweisen, daß durch die Verletzung das parameniskeale Gefäßnetz mit beschädigt worden war.

6. Die feingewebliche Untersuchung von 13 intakten Hundemenisken ergab, daß ähnlich dem Menschen, altersabhängige degenerative Veränderungen vorkommen können. Im Vergleich hierzu wiesen die 16 genähten, aseptisch gebliebenen Menisken nach dem Langzeitversuch eine *leichte Verstärkung* der degenerativen Veränderungen auf, sowohl im Verletzungsbereich als auch fern der Läsion — auffällig v.a. bei den queren Meniskusnähten.
7. Das *Nahtmaterial* (Polyglactin und Polydioxanon) war gut verträglich, ausgedehnte entzündliche Reaktionen oder größere granulomatöse Gewebebezirke fehlten. Allerdings waren Fadenfragmente im Meniskusgewebe noch nach Monaten nachweisbar.
8. Bei den postoperativen *Kontrollarthroskopien* war der Ausheilungsgrad der genähten Menisken immer richtig beurteilt worden.
9. In allen Kniegelenken mit *quer* verletztem Meniskus entwickelte sich in der Folgezeit eine stärkere Arthrose; bei den *längs* genähten war kein oder nur ein *unwesentlicher* Verschleiß zu verzeichnen.
10. Intraoperativ gesetzte, kleine *Knorpelverletzungen heilten* beim erwachsenen Hund *nicht aus*. Diese oberflächlichen Knorpelläsionen waren bis zum Versuchsende nachweisbar. Es entwickelten sich hieraus z.T. tiefe Knorpelgeschwüre mit chronischer Synovitis und Panarthrose des Kniegelenks.

7 Diskussion der experimentellen Ergebnisse

Zielsetzung dieser experimentellen Untersuchung war, die Frage der Möglichkeit des Meniskuserhalts nach standardisierten Verletzungen zu beantworten. Gleichzeitig wurde der Wert einer stabilisierenden und durchblutungsfördernden Therapie untersucht.

Unter *Heilung* eines Gewebes, ob primär oder sekundär, ist die mehr oder weniger ausgeprägte bindegewebige Vernarbung zu verstehen. Schematisiert läuft die Ersatzgewebebildung in unserem Körper in verschiedenen Phasen ab [306]. In der akuten Heilphase kommt es zu einer komplexen Reaktion des Gefäß-Bindegewebe-Apparats auf die Gewebeschädigung. Diese akute Phase wird geprägt von dem Bild der Hyperämie, Exsudation und Fibrinbildung. Bereits einige Tage nach der Verletzung treten Gewebereaktionen auf, die das chronische Heilungsstadium kennzeichnen. Vorherrschend ist in den ersten Wochen nach der Verletzung die Proliferation von Kapillaren und Bindegewebezellen. Das so entstehende Granulationsgewebe ist kennzeichnend für das noch sehr *junge* Narbengewebe. In der 2. Woche führt die Bildung von kollagenen Fasern zu einer *allmählichen* Festigung der Narbe. Im Laufe der nächsten Woche bilden sich, unter *Zunahme der Faserbildung,* die Zellzahl und die Gefäßdichte in der Narbe zurück. Ab etwa der 6. Woche nach der Verletzung tritt die Narbe in ihr *bindegewebiges* gefäßarmes Endstadium ein.

Ausgenommen wenige Veröffentlichungen, wird in der Literatur dieser Heilungsvorgang für das Meniskusgewebe wegen der ungenügenden Durchblutung bestritten. Umfassende klinische Erfahrungen fehlen, gelegentlich wird auf die *Möglichkeit* der Meniskusheilung hingewiesen [50, 65, 161, 175, 179, 202, 235, 242, 379, 395, 396]. Daraus ist zu folgern, daß der zerrissene Meniskus *ungünstige* Heilungsbedingungen aufweist, unter bestimmten Umständen ein Erhalt jedoch nicht aussichtslos ist. Der Meniskuserhalt wurde in den bisher beschriebenen Fällen, bei peripher gelegenen Längsrissen durchgeführt, also bei Läsionen, die entweder im gefäßversorgten peripheren Meniskusdrittel oder in der basalen gefäßführenden Kapsel-Ansatz-Zone liegen. Richtiggehend sollte dann von der Meniskusreinsertion und nicht von einer Meniskusnaht gesprochen werden [2, 86, 94, 165, 166, 231, 244, 245, 277].

Es wurden unterschiedliche Nahtmaterialien verwendet — wie Katgut, Seide, Draht und Coriumstreifen. Für die Mißerfolge sind neben der schlechten Durchblutung des Meniskus, *Nahtmaterial* und Nahttechnik verantwortlich zu machen. So fand Vogeler [379] 8 Monate nach einer Meniskusnaht bei der Rearthrotomie, die anläßlich neuer Einklemmungserscheinungen durchgeführt wurde, im Bereich der ehemaligen Nahtstelle eine große, tumoröse Wucherung, die in das Gelenkinnere hineingewachsen war. Eine genaue histologische Differenzierung wurde nicht vorgenommen. Wahrscheinlich handelte es sich hier, wie auch in anderen Fällen [358], um ein Faden- oder Narbengranulom.

Untersuchungen beim *Kaninchen* haben gezeigt [135], daß artifizielle Meniskusverletzungen ausheilen können. *Immer* hatte beim Kaninchen nach 6 Wochen eine feste Verbindung des Meniskusgewebes im Inzisionsbereich bestanden. Feingeweblich war zunächst ein zellreiches, später gefäßarmes, fibröses Narbengewebe nachweisbar, welches aus dem synovialen Kapselbereich zur Schnittfläche des Meniskus hineinsproßte. Die Untersuchungen ergaben eine narbige Ausheilung beim Kaninchenmeniskus auch *ohne Naht;* Nähte förderten jedoch die Heilung [135].

King [185, 186] führte Untersuchungen an *Hundemenisken* durch. Er setzte sowohl Längs- als auch Querschnitte im Meniskusgewebe. Ein Teil der Inzisionen hatte eine Verbindung zur Gelenkschleimhaut oder zum kapsulären Ansatz — und somit zu den Gefäßen. Ein anderer Teil der Schnitte lag isoliert im Meniskusgewebe, ohne eine Beziehung zur Gefäßversorgung. Die Menisken wurden *nicht* genäht, auf eine Ruhigstellung wurde verzichtet. Die Ergebnisse nach 6 Wochen hatten ergeben, daß das verletzte Faserknorpelgewebe beim Hund *nicht heilt.* Hatte die Läsion eine *Verbindung zur Gelenkschleimhaut,* war in *einigen Fällen* Heilung eingetreten.

Da offensichtlich beim Kaninchenmeniskus experimentell gesetzte Läsionen immer ausheilten [135], das Kaninchenkniegelenk vom Aufbau (und Heilungsablauf) sich vom menschlichen Knie stark unterscheidet, die Kniegelenkmenisken und die Belastungssituation im Kaninchenknie erhebliche Unterschiede zum menschlichen Knie aufweisen, schieden Kaninchen als Versuchstiere aus.

Gesucht wurde ein *Versuchstier,* bei dem Aufbau des Knies, Meniskusmorphologie, Gefäßversorgung und Gelenkmechanik den menschlichen Gegebenheiten ähnelt. Wie aus dem Schrifttum [349] und den vorliegenden Untersuchungen zu entnehmen ist, erfüllt das Hundekniegelenk diese Anforderungen weitgehend. Der feingewebliche Aufbau des Hundemeniskus gleicht dem des menschlichen; die Gefäßversorgung ist bei beiden identisch, was durch die Mikroangiographien von Hundemenisken experimentell belegt ist. Vergleichende Untersuchungen [15, 16] an Hunde- und menschlichen Menisken haben dies voll bestätigt. Hundemenisken weisen ferner vom Lebensalter abhängige degenerative Veränderungen auf, die denen am menschlichen Meniskus gleichen. Schließlich haben Versuche gezeigt, daß das Hundkniegelenk, aufgrund seiner Größe und seines Aufbaus gut zu spiegeln ist, so daß postoperative Verlaufskontrollen durchgeführt werden können.

Da offensichtlich sowohl beim Hund als auch beim Menschen *ähnlich schlechte Voraussetzungen* für eine *Meniskusheilung* vorliegen [185, 186], ist das hier angewendete Versuchsmodell vom Ansatz auf die Klinik zu übertragen.

Zieht man eine Meniskusheilung in Betracht, so spricht dagegen, daß bis zu 3/4 der Zwischenknorpelscheibe aus bradytrophem, gefäßlosem Faserknorpelgewebe besteht. *Für die Meniskusheilung* sprechen folgende Fakten:

1. Nach Meniskusverlust im Bereich der gefäßführenden fibrösen Randzone entsteht häufig ein bindegewebiges Ersatzgewebe (sog. Regenerat) [93, 141, 142 u.a.].
2. Im Rißbereich laufen, unabhängig von der Lokalisation, reparative Prozesse mit spärlicher Faser-Bindegewebe-Bildung ab [17, 18, 189–191 u.a.].
3. Selten wurde die feste Verbindung zwischen Meniskusrest und narbigem Ersatzgewebe beobachtet [107].

Insgesamt sind die *Heilaussichten* nach den bisherigen Erkenntnissen schlecht und *hängen* von den folgenden *Faktoren* ab:

1. Dem Zustand des Gelenks in bezug auf Arthrose und Bandfestigkeit.
2. Dem Grad der Degeneration des Meniskusgewebes. Bei degenerativ veränderten Menisken laufen reparative Prozesse gar nicht oder nur vereinzelt ab, Ersatzgewebebildungen bleiben, in diesen Fällen, nach Meniskusverlust aus.
3. Von einer intakten, reaktionsfähigen Synovialmembran [8, 75, 184].

Ein Hauptkriterium der Gewebeheilung ist die Durchblutung. In der avaskulären Meniskuszone kann die Heilung nur dann eintreten, wenn eine ausreichende Durchblutung hergestellt wird. Experimentell kann dies durch die quere Meniskusinzision nachvollzogen werden; dies geschieht z.B. auch dann, wenn die Längsinzision in die gefäßführende Ansatzzone gelegt wird.

Bei *Längsrissen* oder *Längsinzisionen* im *gefäßfreien Meniskuskörper* müßte eine etwa 3 mm breite, avaskuläre Zone, zwischen gefäßführendem Rand und Verletzungsbereich, überbrückt werden. Logische Konsequenz war es daher, zur Durchblutungsförderung einen *überbrückenden Gefäßstiel* zu verwenden, der in einer gefäßführenden Synovialfalte gewählt wurde. Die zusätzliche *Naht* schafft gleichzeitig die notwendige mechanische Ruhe für die Heilung. Bei der Realisierbarkeit der Idee war die Übertragung in die Humanmedizin geplant.

Die experimentelle Untersuchung sollte dabei weniger quantitative, sondern vielmehr qualitative Aussagen machen, über Art und Form der Meniskusvernarbung und deren Kontrollmöglichkeiten für die Klinik. Da bei den Versuchen *nur 1 Versager* auftrat, konnte auf eine weitere zahlenmäßige Ausdehnung der Experimente verzichtet werden, zumal die vorliegenden Präparate in den beiden Untersuchungsgruppen gleichförmige histomorphologische Ergebnisse aufwiesen und dadurch möglicherweise unnötige Tieropfer vermieden wurden.

Das Meniskusgewebe als bradytropher Faserknorpel läßt eine nur langsam einsetzende Heilung erwarten. Da Kniegelenke bekanntlich sehr empfindlich auf mechanische Störungen reagieren, stellen die durchzuführenden Operationen am Meniskus hohe Anforderungen an Operationstechnik und Nahtmaterial. Das *Nahtmaterial* hat folgende Kriterien zu erfüllen:

— dünne Fadenstärke,
— hohe Reißfestigkeit,
— Aufrechterhaltung der Festigkeit über Wochen,
— fehlender Fremdkörperreiz und
— gewebeschonende Verarbeitung.

Unter Berücksichtigung der oben aufgestellten Forderungen schieden zahlreiche Nahtmaterialien für die vorgesehenen Versuche aus. Nichtauflösbare Fäden — wie Seide oder Zwirn — führen ausnahmslos zu Granulomen [68]. Katgut wurde verworfen, da bei diesen Fäden die Resorption bereits nach 2—3 Tagen nachweisbar ist, außerdem verringert sich die Zugfestigkeit schon nach 4—9 Tagen erheblich; entzündliche Gewebereaktionen im Fadenbereich sind stets nachweisbar [294].

Fehlschläge beim Versuch, den gerissenen Meniskus durch Naht zu erhalten, werden dem bisher verwendeten Nahtmaterial direkt angelastet [135, 358]. Auch haben vergleichende Untersuchungen mit unterschiedlichen Nahtmaterialien ergeben [92], daß langsam resorbierbare Kunststoffäden (Polymere der Glykolsäure) nur geringfügige Fremdkörperreaktionen im umgebenden Gewebe auslösen, und im Vergleich zu nicht resorbierbaren

Kunststoff-, Seiden- und Katgutfäden am günstigsten abschnitten. Die Zugfestigkeit dieses Polyglactinmaterials ist über Wochen gewährleistet, nach 3 Wochen beträgt sie noch 25% ihres Ausgangswerts [87]. Weder im Tierversuch noch in der Klinik liegen Erfahrungen und Ergebnisse einer größeren Serie von meniskuserhaltenden Operationen mit diesem neuartigen Nahtmaterial vor. Da in der Klinik synthetische, langsam resorbierbare Fäden mit gutem Erfolg bei der Versorgung von Kapsel-Band-Zerreißungen verwendet werden, und dieses Nahtmaterial die eingangs gestellten Anforderungen vollständig erfüllt, wurde es für die Experimente ausgewählt.

Im Gegensatz zu King [185, 186], haben diese Versuche am Hundemeniskus gezeigt, daß die Reparations- und Heilfähigkeit des an sich träge reagierenden Meniskusgewebes zur Vernarbung ausreichen kann, wenn operativ — neben einer guten Gewebeadaptation — für eine hinreichende *Durchblutung* in der avaskulären Meniskusregion gesorgt wird. In der vorliegenden Studie *verheilten längsgesetzte Meniskusläsionen* im avaskulären Meniskuskörper über den aufgenähten synovialen Gefäßstiel, der damit eine ausreichende Blutversorgung im Verletzungsbereich gewährleistete. Nach 9–10 Wochen war die Verletzungsstelle vollständig und fest verheilt. Nach Ablauf von mindestens 4 Monaten war diese junge Narbe in ein gefäßarmes, faserreiches Gewebe umgewandelt. In allen untersuchten Fällen zeigten die längsgenähten Menisken weder eine wesentliche Zunahme der Degeneration noch fanden sich verstärkte arthrotische Veränderungen im Bereich der mit den Menisken artikulierenden Knorpelflächen.

Auch die *quer vernähten* Hundemenisken hatten, aseptischen Verlauf vorausgesetzt, nur einem *Mißerfolg*. Die queren Inzisionen reichten immer bis in den gefäßversorgten Meniskuskern oder in die parameniskeale gefäßführende „Regeneratzone" [142] hinein. Die lückenlose Adaptation des unter Längsspannung stehenden Meniskus gelang nicht immer, v.a. dann, wenn zusätzlich eine Probeexzision aus dem Meniskusgewebe entnommen worden war. Trotz dieser ungünstigen mechanischen Voraussetzungen heilten auch diese Menisken über eine tragfähige Narbenbildung aus. Immer war eine Dehiszenz der Schnittflächen von 1–3 mm Breite zu beobachten. Die Narbe wuchs, von der gefäßführenden Meniskusbasis kommend, bis zum gefäßfreien Meniskusrand vor und füllte den kleinen Gewebedefekt vollständig aus. Die mikroangiographisch dargestellten, reichlich angelegten Gefäße verliefen im Narbenbereich quer zu den längsgerichteten, versorgenden Meniskusgefäßen in der Peripherie und waren im Narbenbereich bis zum freien Meniskusrand darzustellen.

Offensichtlich wächst die Narbe als Antwort auf die Verletzung allmählich von der gefäßführenden Meniskusbasis bis zum peripheren freien Meniskusrand vor. Jüngere, querverlaufende Meniskusnarben zeigten gelegentlich am freien Meniskusrand eine feine, dellenförmige Einziehung, während die alten Meniskusnarben den Defektbereich bis zum freien Rand vollständig auf Niveau ausfüllten. Mikroangiographisch zeigte sich eine lokale Durchblutungsstörung im ortsständigen Gefäßnetz, die jedoch durch die Nachbargefäße kompensiert wurde.

Allerdings entwickelte sich bei allen quer genähten Menisken postoperativ eine zunehmende Kniegelenkarthrose, begleitet von einer chronischen Synovitis. Als Ursache für die Arthrose muß die regelmäßig aufgetretene Dehiszenz im Verletzungsbereich der quer inzidierten Menisken mit nachfolgender lokaler Inkongruenz verantwortlich gemacht werden. Zusätzlich fand sich im frühen Narbenstadium ein weiches Granulationsgewebe, so daß der scharfe, derbe Meniskusrand im Bereich der Inzision, unter der normalen Gelenkfunktion, zu örtlichen Belastungsspitzen und so zu Knorpelbeschädigungen geführt hatte.

Das Meniskusgewebe hat die veränderte Belastungssituation und die im Verletzungsbezirk gestörte Durchblutung dennoch gut überstanden. Histomorphologisch hatte der *Grad der Meniskusdegeneration,* sowohl im Verletzungsbereich als auch fernab von der Läsion, nur geringfügig zugenommen.

Bei allen Meniskusnarben war auffällig, daß der Übergang von frischer, zellreicher (Fibroblasten und Fibrozyten) Narbe in das späte, zellarme und faserreiche Narbenstadium erst nach 4—5 Monaten erreicht wurde. Offensichtlich ist die fibrovaskuläre Defektauffüllung im Läsionsgebiet frühestens nach etwa 10 Wochen abgeschlossen, erst danach tritt im Hundemeniskus die Umwandlung der Narbe ein. Offensichtlich laufen die Heilungsvorgänge im revaskularisierten Hundemeniskus derartig verlangsamt ab, daß — im Gegensatz zur eingangs dargestellten Heilungszeit gut durchbluteter Gewebe von 6 Wochen — , mit einer Verzögerung um das Doppelte gerechnet werden muß.

In diesem zeitlich stark verlangsamt ablaufenden Vernarbungsvorgang des Hundemeniskus ist der Grund zu suchen, daß 2mal lediglich eine „teilweise Vernarbung" der Inzision vorgefunden wurde. In einem Fall (H V links außen, Längsinzision) wurde der Versuch nach 6 Wochen beendet; im 2. Fall (H VIII links innen, Querinzision) waren nur 5 Wochen postoperativ verstrichen. Die Längsinzision war etwa zur Hälfte ihrer Länge mit frischem Narbengewebe ausgefüllt, bei der queren Verletzung erreichte die Narbe, von der Basis kommend, etwa die Hälfte des queren, avaskulären Meniskusdurchmessers. Vermutlich wären diese beiden, als nur „unvollständig geheilte", notierte Verläufe bei längerem Zuwarten ebenfalls gänzlich verheilt. Als Beweis für diese Annahme kann ein Arthroskopiebefund angeführt werden, der 6 Wochen nach der Meniskusoperation erhoben wurde (H I links innen, Querinzision); zum Zeitpunkt der Kontrollarthroskopie war dieser Meniskus nur „teilweise verheilt", die frische Narbe füllte basisnahe etwa nur die Hälfte des klaffenden Meniskusdefekts aus. 4 Wochen später war bei Versuchsende — 10 Wochen nach der Operation — diese verbliebene Defektstrecke vollständig mit einer festen Narbe aufgefüllt.

Der Widerspruch der negativen Resultate, über die King [185] berichtete und den positiven Beobachtungen dieser Studie, ist in der Tatsache begründet, daß King *keine Maßnahmen zur Verbesserung der Blutversorgung* im Verletzungsbereich ergriff und seine Versuche spätestens nach 6 Wochen abbrach. Die vorliegenden Ergebnisse haben gezeigt, daß beim Hund innerhalb eines Zeitraumes von 3—6 Wochen nur eine teilweise Heilung der Meniskusläsion eintritt, während mit der vollständigen Vernarbung frühestens nach 9—10 Wochen zu rechnen ist, was Arnoczky u. Warren [16] vor kurzem auch bestätigt haben.

Die durchgeführten Versuche haben ferner gezeigt, daß die Menisken im Kniegelenk unter physiologischen Bedingungen ständig in radiärer Richtung angespannt sind, vergleichbar mit einer bogenförmig gespannten Sehne [56, 226, 253, 254, 333]. Lagen die Schnittflächen der längsinzidierten Menisken aneinander, so wichen sie bei der Querinzision ruckartig bis auf 2—3 mm auseinander. Nach verheilter Naht waren sämtliche Narben quer genähter Menisken um 2—3 mm verbreitert.

Da die Reißfestigkeit der verwendeten, verzögert resorbierbaren Fäden im Laufe der Zeit durch Hydrolyse abnimmt, wird die Narbe bei normaler Belastung frühzeitig unter Längsspannung gesetzt, was zur verbreiterten Narbenbildung führt. Dieser Vorgang setzt bereits in den ersten 2—3 Wochen nach erfolgter Naht ein, was auch die arthroskopischen Kontrollen erkennen ließen. Auszuschließen war ein Durchschneiden der Fäden im Meniskusgewebe, da bei der histologischen Kontrolle diesbezügliche Gewebeveränderungen fehlten. Nur in 2 Fällen fanden sich kleine, von Stichkanälen ausgehende, Gewebeisse.

Bei allen anderen Menisken waren, je nach Narbenalter, die Stichkanäle als glatt begrenzte, rundliche Lücken oder kleine narbige Gewebebezirke nachweisbar, die Fragmente des Nahtmaterials enthielten. Daraus ist zu schließen, daß die verwendeten drehrunden Nadeln mit eingeschweißtem Faden nur geringfügige Läsionen im Meniskusgewebe hinterlassen haben.

In ihrer Fibroarchitektur glichen sich die Meniskusnarben nach Längs- und Quernaht vollständig. Bei 10 aseptischen Langzeitverläufen trafen 9mal vollständige Heilungen ein (3 längs- und 6 quervernähte Menisken), 1mal blieb die Heilung aus. Alle genähten Menisken waren während der gesamten Versuchsdauer vom Tier uneingeschränkt belastet worden. Sekundäre Einrisse sind dabei nicht vorgekommen. Selbst nach 9 Monaten war das zellarme, faserreiche, sehnenähnliche Narbengewebe noch spärlich mit Gefäßen durchsetzt. Die kollagenen Fasern ordneten sich allmählich in Längsrichtung zu feinen Faserbündeln, ähnlich den Strukturen des Meniskusgewebes, als Ausdruck der Adaptation der Narbe an die Belastung. Die Narbe wurde in ihrer Architektur meniskusähnlich, ohne die dichte Faserstruktur des ursprünglichen Meniskusgewebes zu erreichen. In den Präparaten war immer eine scharfe Trennung zwischen ortsständigem Meniskusgewebe und der Meniskusnarbe zu erkennen, wobei die Narbe auch nach Monaten einen festen Kontakt zum eigentlichen Meniskusgewebe hatte.

Auch waren in jeder 2. alten Meniskusnarbe, frühestens nach 4–5 Monaten, *Knorpelzellen aufgefallen.* Dabei handelte es sich um einzelne, verstreut in der Narbe liegende Knorpelzellen, die sich lichtoptisch nicht von denen im Meniskusgewebe unterschieden. Ihr Auftreten in der Meniskusnarbe kann als Indiz dafür gewertet werden, daß der Organismus versucht, aufgrund der besonderen Belastungs- und Beanspruchungssituation die Narbe optimal anzupassen („funktionelle Metaplasie" nach Rehn [287]). Das Auftreten der im Experiment gesehenen Knorpelzellen im Narbengewebe ähnelt der Knorpelzellbildung im Meniskusgewebe vom Säugling, die erst als Reizantwort auf die Druckbeanspruchung zu dem Zeitpunkt auftritt, wenn dieser das Laufen lernt [162]. Ähnlich der vorliegenden Beobachtung haben Czipott u. Baradnay [75] nach der Meniskusentfernung im neugebildeten, narbigen Ersatzgewebe („Regenerat") Knorpelzellen nachweisen können, während andere Autoren nur von einem knorpelfreien, bindegewebigen „Regenerat" sprechen [8. 85, 222, 224, 321].

Die Versuche haben ferner aufgezeigt, daß das morphologische Endergebnis nach Operation eines Gelenkes nicht allein von der Art des Eingriffs, sondern auch entscheidend von der Technik abhängt. Gravierende Folgeschäden waren eindeutig auf operativ gesetzte Läsionen zurückzuführen gewesen, da sie entsprechend notiert und bei den arthroskopischen Verlaufskontrollen dokumentiert wurden. Diese Folgeschäden betrafen dann das Kniegelenk, wenn es sich um iatrogen gesetzte Knorpelläsionen handelte. In einem Fall konnte nachgewiesen werden, daß sich aus einer belanglos anzusehenden Verletzung des Knorpels – hier handelte es sich um einen Nadelstich –, im Laufe der Wochen ein tiefes, sich zunehmend vergrößerndes Knorpelgeschwür entwickelt hatte, mit begleitender, chronischer Synovitis und nachfolgender Panarthrose. In einem anderen Fall war die intraoperativ gesetzte Nadelstichverletzung des Rollenknorpels sowohl bei der arthroskopischen Verlaufskontrolle als auch bei der späteren Sektion des Kniegelenks an gleicher Stelle nachweisbar, ohne daß Zeichen der Heilung im Verletzungsbereich zu erkennen waren. Die Versuche haben bestätigt, daß beim erwachsenen Hund selbst kleinste, aber tiefgreifende Knorpelverletzungen *nicht* ausheilen können. Aus der minimalen, örtlich begrenzten Gefügestörung des Gelenkknorpels kann sich nachfolgend zunehmend ein schwerer Knorpelschaden entwickeln. Diese Tatsache wird meist nur beiläufig erwähnt und in der Klinik kaum bedacht (arthroskopische Chirurgie? [84, 134]).

Während des Experiments konnte der jeweilige Heilungsstand der genähten Menisken und der Knorpeloberfläche arthroskopisch kontrolliert und dokumentiert werden. Der Vergleich der endoskpisch erfaßten Befunde mit den morphologischen Ergebnissen der Menisken zeigte, daß Fehlurteile bei der Kniegelenkarthroskopie nicht aufgetreten waren. Durch die Kontrollarthroskopie war eine Erfolgskontrolle der Meniskusnaht möglich. Dies ist deshalb so wichtig, weil bei einem Fehlschlag nach Naht der instabile Meniskus rechtzeitig entfernt werden muß. Die Spätergebnisse nach rechtzeitiger Resektion sind deutlich besser als nach verzögerter Meniskusentfernung, da dann bereits irreversible Knorpelschäden vorliegen.

8 Meniskuserhalt in der Klinik

Während der Tierversuche zeichnete sich bereits ab, daß mit der beschriebenen Operationstechnik, trotz gegenläufiger Lehrmeinung, der Meniskuserhalt möglich ist. Daher war es naheliegend, die gewonnenen Erkenntnisse vom Tierexperiment auf die Humanmedizin zu übertragen.

Von 1977–1982 haben wir im „Bergmannsheil" bei 27 Patienten 28 meniskuserhaltende Operationen durchgeführt. Dabei handelte es sich 6mal um Längsrisse ohne Zusatzverletzungen, 16mal um Meniskusrupturen bei Kapsel-Band-Zerreißungen und 6mal um Risse bei Schienbeinkopfbrüchen. Es wurden 17 Männer und 10 Frauen behandelt, die im Durchschnitt 25 Jahre alt waren (jüngster Patient 8 Jahre, älteste Patientin 72 Jahre alt). Genäht wurden 16 Innen- und 12 Außenmenisken, alles in Längsrichtung verlaufende Läsionen, die 5mal im Vorderhornbereich, 14mal im mittleren Meniskusdrittel, 3mal im hinteren Meniskusabschnitt vorlagen; 6mal waren es zirkuläre Abrisse (Abb. 37). Bei der Reinsertion ist, entsprechend dem Ausmaß und der Lage der Verletzung, zwischen der *vollständigen* Ablösung der Meniskusbasis vom Kapselansatz (11 Fälle) und der *teilweisen* Ablösung (4 Fälle) unterschieden worden. Bei einer kompletten Loslösung der Meniskusbasis ist die Gefäßversorgung des Meniskuskerns vollständig unterbrochen und allenfalls noch über den Vorder- und Hinterhornbereich möglich. In diesen Fällen liegen sicher ungünstigere Einheilungsvoraussetzungen vor, als bei den teilweise abgelösten Menisken mit intaktem Lig. meniscotibiale oder meniscofemorale und teilweise erhaltener Gefäßversorgung. Kleine, inkomplette Einrisse am Meniskusansatz, die meist in Verbindung mit Kapsel-Band-Versorgungen vorgefunden und vernäht wurden, sind hier *nicht* berücksichtigt worden, da in diesen Fällen nicht von einer regelrechten Reinsertion oder Naht gesprochen werden kann. Am häufigsten wird vom Erhalt des Meniskus in der Klinik in Verbindung mit Kapsel-Band-Zerreißungen und Schienbeinkopfbrüchen gesprochen [2, 94], wenn ein an der Basis abgelöster Meniskus refixiert worden ist (Abb. 38). Wenige Autoren opfern bei der Kniebandversorgung oder bei bandplastischen Operationen den Meniskus [249, 262, 263], in zunehmendem Maße wird bei diesen Operationen heute der Meniskuserhalt gefordert, da der Bewegungsablauf im Kniegelenk nicht unnötig gestört werden darf. In diesem Zusammenhang berichteten Price u. Allen [277] über 37 geglückte Refixationen des abgelösten Meniskus, die anläßlich der Knie-Band-Versorgung vorgenommen wurden; in den zitierten Arbeiten wird nie die Naht des im gefäßlosen Meniskuskörpers gelegenen Risses erwähnt.

Nähte im Bereich des avaskulären Meniskuskörpers wurden 13mal ausgeführt, die Reinsertion bei Abriß von der Meniskusbasis 15mal (s. Tabelle 8 und Abb. 37).

Der *Operationszeitpunkt* lag in 19 Fällen innerhalb der ersten 14 Tage nach dem Unfall, 7mal waren 2–4 Wochen verstrichen. In 2 Fällen wurden der Länge nach eingerissene Menisken noch nach 7 und nach 36 Monaten genäht. Es handelte sich in beiden Fällen um Kinder (8- und 11jährig) mit Korbhenkelrissen des Innenmeniskus. Da bei der präoperativen diagnostischen Arthroskopie makroskopisch keine und bioptisch nur geringe degenerative Erscheinungen vorlagen, wurden die Eingriffe gewagt (Abb. 39a). Nach der Naht kam es in

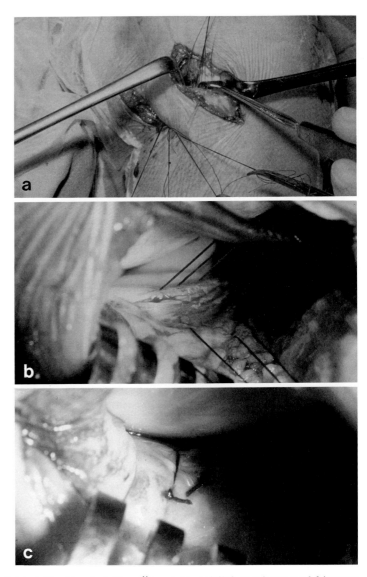

Abb. 37a–c. Meniskusnaht bei Korbhenkelriß. **a** Übersicht, seitlich vorderer und hinterer Zugang, gelegte Nähte; **b** Naht des Meniskuskörpers, wobei jede 2. Naht die Synovialis mitfaßt (*rechts*), **c** genähter Längsriß, der aufgenähte synoviale Gefäßstiel reicht bis an die Meniskusläsion

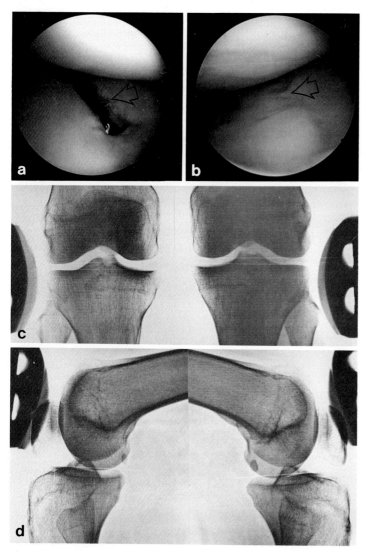

Abb. 38a–d. Kapselnahe Meniskuslösung und -reinsertion. **a** Abgelöster Innenmeniskus (*Pfeil*) bei Innenband- und vorderem Kreuzbandriß; **b** Kontrollarthroskopie (nach 2 Jahren): unauffälliger Innenmeniskus, zarte Narbenzüge am Meniskusansatz im ehemaligen Rißbereich (*Pfeil*), intakter Knorpel. **c, d** Auf gehaltenen Röntgenaufnahmen ist nach der Bandversorgung bei fester Kreuzbandführung eine angedeutete innere Seitenbandlockerung nachweisbar (2 Jahre nach Operation)

Tabelle 8. Meniskuserhaltende Operationen bei 27 Patienten („Bergmannsheil" Bochum 1977—1982)

	Innen- meniskus	*Außen- meniskus*	*Gesamt*
I. *Naht* des Meniskuskörpers	9	4	13
II. *Reinsertion* des losgelösten Meniskus bei			
Vollständiger Ablösung vom Kapselansatz	5	6	11

Teilweiser Ablösung vom Kapselansatz
   (mit erhaltener kranialer oder kaudaler
   Kapselbrücke)
	2	2	4

	16	12	28

beiden Fällen zur Heilung, was arthroskopisch nach 4 und 6 Monaten überprüft werden konnte (Abb. 39b). Beide Kinder wurden 4 Jahre nach der Meniskusnaht nochmals klinisch und radiologisch untersucht. Sie waren völlig beschwerdefrei, radiologische Arthrosezeichen fehlten (Abb. 39c).

Alle Meniskusnähte und -refixationen wurden, wie in den Experimenten, mit dem gleichen Nahtmaterial durchgeführt (Polyglactinfäden der Stärke 3/0 bzw. 4/0 mit eingeschweißter Rundnadel). Postoperativ sind alle Kniegelenke im Gips ruhiggestellt worden, 24mal 6 Wochen, 2mal 5 Wochen und je 1mal 4 bzw. 2 Wochen.

Mit den Patienten wurden *Nachuntersuchungstermine* vereinbart, zunächst 4—6 Monate nach der Operation, später in Jahresabständen. Diesen regelmäßigen Kontrollen sind 10 Patienten nachgekommen; 13 Patienten wurden mindestens 1mal untersucht, so daß von 23 Patienten eigene Nachuntersuchungsergebnisse vorliegen. Von 2 Patienten wurden durch niedergelassene Chirurgen am Heimatort Auskünfte eingeholt, 2 weitere Patienten waren nicht mehr auffindbar. Insgesamt konnten von 25 Patienten Nachuntersuchungen in einem Zeitraum von 4 Monaten bis zu 7 Jahren durchgeführt werden.

In diesem Kollektiv zeigte sich in 2 Fällen ein schlechtes Endergebnis: 1mal handelte es sich um eine Schienbeinkopfosteomyelitis mit fibröser Teilankylose des Kniegelenks, bei dem 2. Patienten verblieben nach einer kompletten Kniegelenkluxation eine Knieinstabilität mit mittelschwerer Arthrose. In beiden Fällen war das jeweils schlechte Endergebnis nicht dem Meniskuserhalt, sondern der schweren Gelenkverletzung anzulasten.

Ein *mäßiges* Endergebnis war in 6 Fällen festzustellen. Bei einem Patienten, mit ausgedehntem traumatischen Knorpelschaden an der Oberschenkelrolle, hatte sich 2 Jahre nach der Operation eine deutliche Kniegelenkarthrose entwickelt. Eine Kontrollarthroskopie lehnte dieser Patient ab, so daß über den Ausgang der Meniskusnaht keine eindeutige Aussage gemacht werden konnte. In diese Gruppe fallen auch 2 posttraumatische Schäden des N. peronaeus mit entsprechenden Ausfällen. Drei weitere Patienten hatte nach der Versorgung von komplexen Bandzerreißungen eine eingeschränkte Kniegelenkbeweglichkeit, gelegentliche Beschwerden und eine stärker verminderte Beinmuskulatur (bis zu 2 cm beim Messen der Beinumfänge). Subjektiv hielten sich diese Patienten nicht mehr für voll be-

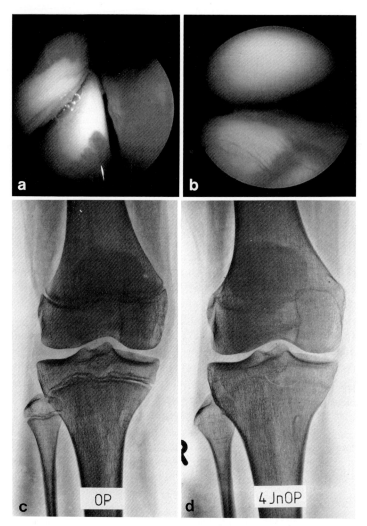

Abb. 39a–c. Längsnaht am Innenmeniskus bei 11jährigem Mädchen, 3 Jahre nach Unfall. **a** Abgerundete Rißkanten, reaktive Gefäßreaktionen und Bindegewebeneubildungen, **b** Kontrollarthroskopie 4 Monate nach Innenmeniskusnaht: gefäßreiche, feste Narbe, die einen Teil des Meniskusgewebes überwuchert, **c** Röntgenbefunde: zum Zeitpunkt der Operation und 4 Jahre nach gelungener Meniskusnaht keine Arthrosezeichen nachweisbar

lastungsfähig, sportliche Betätigungen waren zwischenzeitlich aufgegeben worden. Gelegentliche Schmerzen wurden geklagt, wobei jedoch Reizergüsse, Einklemmungserscheinungen und andere Meniskuszeichen nicht vorhanden waren.

Bei 17 Patienten – das sind mehr als 2/3 des Kollektivs –, darunter alle mit isolierter Meniskusverletzung, lag ein *gutes Endergebnis* vor. Bei subjektiv voll belastbarem Kniegelenk war die Beweglichkeit des operierten Gelenks frei, eine auffällige Muskelminderung nicht nachweisbar. Alle diese Patienten waren beschwerdefrei, bei zusätzlicher, ehemals durchgeführter, operativer Bandversorgung war allenfalls klinisch noch eine minimale Knieinstabilität festzustellen. In dieser Gruppe der guten Ergebnisse waren 12 Patienten mit Meniskusnaht wiederzufinden. Diese Patienten fühlten sich nach der Meniskusnaht vollständig berufs- und sportfähig; weder die klinische Untersuchung noch das subjektive Befinden konnten Unterschiede zum gesunden Kniegelenk aufdecken.

Dennoch wurde den Patienten empfohlen, das *Behandlungsergebnis durch eine Arthroskopie* überprüfen zu lassen, um nicht klinisch stumme Schäden zu übersehen.

Aus diesem Grund wurde 12mal arthroskopiert, 4mal nach isolierter Meniskusnaht und 8mal nach Meniskus- und Bandnähten.

Die Kontrollarthroskopien wurden 4 Monate bis 2 Jahre postoperativ durchgeführt, im Durchschnitt 9 Monate nach dem Meniskuserhalt; 11mal wurden bei der Kniegelenkspiegelung feste, funktionstüchtige Narben im Meniskusgewebe oder am Kapselansatz gesehen. Einmal, bei vollständiger Meniskusloslösung, war 12 Monate nach der Operation noch eine zarte Eindellung nahe dem kapsulären Ansatz, über eine Länge von etwa 2 cm, erkennbar

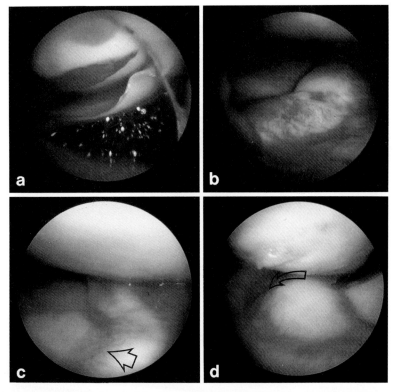

Abb. 40a–d. Arthroskopiebefunde nach Meniskusnaht. a Abgerissenes Innenmeniskusvorderhorn bei komplexer Kniebandzerreißung; b der gleiche Meniskus, 4 Monate nach Naht: gefäßreiche Narbe, fester Vorderhornbereich, Gefäße überziehen die gesamte Verletzungszone; c gefäßarme Narbe, 8 Monate nach Meniskusnaht; d 12 Monate nach einer Meniskusnaht: dellenförmig eingezogene Narbe nahe dem Meniskusansatz, oberflächliche Knorpelschäden an der Oberschenkelrolle

(Abb. 40). Alle gespiegelten Kniegelenke wiesen im operierten Bereich *leichte* Knorpelveränderungen auf. Die Knorpeloberflächen waren matt, leicht aufgerauht oder auch am Rande mit narbigem Pannus überzogen. *Die operierten Menisken* waren gelblich verfärbt und an der Oberfläche zart, wellenförmig strukturiert. Auffaserungen oder Rißbildungen am freien Meniskusrand waren nicht nachzuweisen. Die typische, randständige, angedeutete Zähnelung, die als Zeichen des physiologischen Alterungsprozessses zu bewerten ist, war immer erkennbar.

Innerhalb der ersten 4 Monate nach der Meniskusnaht zeichneten sich die Narben durch Gefäßreichtum aus, der Meniskus war im Verletzungsbereich von Pannus überzogen. Etwa 7–9 Monate nach der Naht wiesen die Meniskusnarben bei der Kontrollarthroskopie ein gefäßarmes, leicht welliges, gelbliches Narbengewebe auf, das auch nach 2 Jahren als solches noch deutlich von der übrigen Meniskusumgebung abgrenzbar blieb. Bei allen Arthroskopien war die feste Vernarbung der genähten Meniskusrisse nachzuweisen.

In Verbindung mit der experimentellen Arbeit interessierten bei den klinischen Nachuntersuchungen v.a. die 13 Patienten mit Rissen in der gefäßfreien Meniskusregion.

Aufgrund der subjektiven Angaben, der Befunde und der arthroskopischen Ergebnisse steht fest, daß 12mal die Meniskusnaht gelungen war, die Narben den mechanischen Beanspruchungen voll gewachsen waren, ohne daß in einem Beobachtungszeitraum von bis zu 7 Jahren Rißrezidive oder Arthrosen auftraten. Einmal war der Ausgang fraglich und die klinischen Befunde nicht objektivierbar, da der Patient eine eingehende Untersuchung oder Arthroskopie ablehnte.

9 Klinische Schlußfolgerungen

Zwar ist die Übertragung eines am Tier durchgeführten Experiments auf klinische Situationen in der Humanmedizin nicht unbedenklich, bei dem beschriebenen Versuchsmodell ist dies jedoch möglich und begründbar. Der Hundemeniskus weist große morphologische Ähnlichkeiten mit den menschlichen Knorpelzwischenscheiben auf, ihre Blutversorgung ist identisch, die Bewegungsphysiologie der Kniegelenke ist annähernd gleich [349].

Die tierexperimentellen und klinischen Ergebnisse haben — entgegen der vorherrschenden Lehrmeinung — gezeigt, daß Menisken, unter bestimmten Voraussetzungen, ausheilen können. In der Klinik war bei 25 nachuntersuchten Patienten mit Meniskuserhalt nur 1mal das Ausheilungsergebnis nicht eindeutig beurteilbar.

Bei den nachuntersuchten Patienten lagen nach isolierter Meniskusnaht auch nach Jahren weder röntgenologisch noch arthroskopisch erkennbare Zeichen einer wesentlich zunehmenden Kniegelenkarthrose vor. Hinweise auf eine verstärkt einsetzende Meniskusdegeneration waren nicht vorhanden. Das Gesamtergebnis nach dem Meniskuserhalt war wesentlich bestimmt von der Art und dem Grad der zusätzlichen Verletzungen am Knie-Band-Apparat, Gelenkknorpel und Synovialis. Die bisherigen Erfolge sind so ermutigend, daß auch in Zukunft die Meniskusnaht weiter angewendet werden sollte, wenn bestimmte Bedingungen erfüllt werden. Diese Bedingungen sind:

1. Das Meniskusgewebe darf keine ausgeprägten Degenerationszeichen aufweisen.
2. Schwere Knorpelschäden oder Arthrosen müssen ausgeschlossen werden.
3. Bandstabilität muß gewährleistet sein.

Operationstechnisch ist zu beachten:

1. Vom Kapselansatz losgelöste Menisken werden reinseriert, das zirkulär zur Meniskusbasis angelegte Versorgungsgefäß ist zu schonen.
2. Risse in der gefäßfreien Zone werden durch Aufsteppen eines gestielten synovialen Gefäßlappens versorgt.
3. Das atraumatische Nahtmaterial muß langsam resorbierbar sein.

Nur die Verwendung des gestielten synovialen Lappens ermöglicht die Vaskularisation der Rißstelle in der gefäßfreien Meniskuszone und damit die Heilung.

Kleine, lappenförmige Meniskusrisse sollten besser *reseziert* werden, da ein genügend breiter Meniskusrand erhalten werden kann. Die in der Klinik seltenen *Querrisse* stehen zwar mit der parameniskealen Gefäßversorgung direkt in Verbindung und heilen folglich nach der Meniskusnaht aus. Stets war im Experiment in diesen Fällen eine Zunahme der *postoperativen Arthrose* zu beobachten; alle Narben zeigten eine deutliche Verbreiterung. Bei diesen quergenähten Menisken war zusätzlich eine leichte Zunahme der degenerativen Veränderungen festzustellen. Daher sollten in der Klinik Querrisse nur dann genäht werden, wenn sie sich spannungsfrei und exakt adaptieren lassen.

Die experimentellen Untersuchungen haben ferner gezeigt, daß das verwendete *synthetische, langsam resorbierbare Nahtmaterial* (Polyglactin, Polydioxanon) gewebeverträglich ist, schwerwiegende Heilungsstörungen, wie Fadengranulome und überschießende Fremdkörperreaktionen, im Nahtbereich nicht zu beobachten waren. Verwendet werden sollten nur drehrunde Nadeln mit eingeschweißtem Faden. Die adaptierenden *Nähte* sind *nahe* an den *Rißbereich* anzulegen, daß nach Auflösung der Fäden die Stichkanäle ebenfalls narbig ausheilen können. Erkennbar war auch, daß weiter von der Gefäßversorgung entfernt liegende Stichkanäle ebenfalls narbig ausheilen können. Erkennbar war auch, daß weiter von der Gefäßversorgung entfernt liegende Stichkanäle nicht abheilen und sekundäre Meniskusrisse aus diesem kleinen Verletzungsbezirk entstehen können.

Eine gewebeschonende, *atraumatische Operationstechnik* ist selbstverständlich. Operationstechnische Verletzungen der Knorpelflächen sind unbedingt zu vermeiden, da sich bei den Experimenten herausstellte, daß auch beim erwachsenen Hund selbst *kleinste Knorpelläsionen* — wie Nadelstichverletzungen — *nicht abheilen* und sogar die Ursache für Knorpelulzerationen sind.

Nach der Meniskusnaht sind die Kniegelenke bis zu 6 Wochen ruhigzustellen, da die Heilungsverläufe im Meniskusgewebe deutlich langsamer ablaufen als im übrigen Sehnengewebe. Sicher ist auch beim Menschen postoperativ erst nach ca. 12 Wochen mit einer hinreichenden Narbenfestigkeit zu rechnen, zumal neuerliche Zerreißungen von Meniskusersatzgewebe (Narbengewebe) in den ersten Monaten nach Meniskusresektionen immer wieder beschrieben worden sind [8, 27, 359, 393].

Die postoperative Ausheilung ist unbedingt zu kontrollieren. Das mögliche Mißlingen der Meniskusnaht ist frühzeitig aufzudecken; der Meniskus muß dann reseziert werden, da die Frühresektion deutlich bessere Endresultate aufweist als eine zu späte Entfernung [189, 357].

Die gewonnenen Erfahrungen und die dargelegten Ergebnisse beweisen, daß eine Meniskusnaht möglich ist. Bei Berücksichtigung bestimmter Voraussetzungen, der Biologie, der Gelenkmechanik und der Operationstechnik ist ein Erfolg zu erwarten. Weitere klinische Erfahrungen sind notwendig, um die Effektivität dieser neuen Behandlungsmethode und ihren Langzeitwert zu überprüfen.

10 Zusammenfassung

Daß ein zerrissener Meniskus aufgrund seiner schlechten Vaskularität spontan nicht heilen kann, ist eine bekannte Tatsache. Ziel der Arbeit war es, im Tierexperiment zu überprüfen, ob durch geeignete operative Maßnahmen die Meniskusheilung erreicht wird. Die Naht des im avaskulären Bereich gerissenen Meniskus muß fehlschlagen, wenn die Durchblutung im Verletzungsbereich nicht verbessert wird. Der Anschluß an das Gefäßsystem wird durch den, mit in die Naht einbezogenen, synovialen Gefäßstiel erreicht; in Verbindung mit der adaptierenden Meniskusnaht ist so nach 9–10 Wochen eine feste, belastungsfähige Vernarbung zu erreichen. Durch geeignete Kontrollen (Arthroskopie) ist der Stand der Meniskusheilung zu überprüfen; diese Methode ist so aussagekräftig, daß Fehlurteile nicht zu verzeichnen gewesen waren. Mikroradiographisch sind die Gefäße in der Meniskusnarbe noch nach Monaten nachweisbar. Die histomorphologischen Befunde haben gezeigt, daß unter den gegebenen Voraussetzungen ein festes fibrovaskuläres Ersatzgewebe entsteht; die frische, gefäßreiche Narbe tritt nach etwa 10 Wochen in das zellarme, faserreiche ältere Narbenstadium ein, ein Vorgang der nach 4–5 Monaten abgeschlossen ist. Die Meniskusnarbe wird dann dem ortsständigen Meniskusgewebe ähnlich, auch Knorpelzellen können vereinzelt nachgewiesen werden.

Es wurden 32 Hundemenisken histologisch untersucht, wovon 19 inzidiert und genäht worden waren; 13mal trat eine feste Heilung ein, bei 5 Längs- und 8 Quernähten. Zweimal war die narbige Heilung unvollständig geblieben, jeweils bei einem Längs- und einem Querschnitt. Bei einer Querinzision fehlten alle Heilungszeichen. Ein Kurzzeitergebnis und ein septischer Verlauf mit beidseitiger Meniskusnaht wurden zur Bewertung nicht mit herangezogen.

Die im avaskulären Bereich längs inzidierten Menisken heilten mit eng aneinanderliegenden Schnittflächen aus, alle geheilten quer indizierten und genähten Menisken wiesen eine deutliche Dehiszenz der Schnittflächen auf; die so entstandenen Defekte waren mit Narbengewebe ausgefüllt, das auch im Langzeitversuch der physiologischen Belastung standgehalten hatte. Altersabhängig waren in den Hundemenisken leichtgradige degenerative Veränderungen nachweisbar, die im Verlauf von mehreren Monaten beim quergenähten Meniskus geringfügig zugenommen hatten. Das verwendete atraumatische, resorbierbare Nahtmaterial (Polyglactin- oder Polidioxanonfäden) war gut gewebeverträglich bei ausreichender Reißfestigkeit. Nadelstichkanäle führten im Meniskusgewebe 2mal zu kleinen sekundären Rissen.

Postoperativ entwickelten sich nach Längsnaht keine oder nur unwesentliche Arthrosen am betroffenen Kniegelenkspalt; bei der Quernaht traten immer Arthrosen auf, die auf die Mehrbelastung des Knorpels durch die Meniskusdehiszenz zurückzuführen waren. Intraoperativ gesetzte kleine Knorpelverletzungen heilten beim erwachsenen Hund nicht aus, hieraus entwickelten sich sogar größere Knorpelgeschwüre.

Die im Tierexperiment gewonnenen Erkenntnisse wurden auf die Klinik übertragen und so bei 27 Patienten 28 meniskuserhaltende Operationen durchgeführt; 13mal wurden Längsrisse mit einem synovialen Gefäßstiel genäht, 15mal der kapselnahe abgelöste Meniskus reinseriert. Postoperativ konnten in einem Zeitraum von 4 Monaten bis 7 Jahren 25 Patienten nachuntersucht werden, bei denen 2mal ein schlechtes, 6mal ein befriedigendes und 17mal ein gutes Endergebnis vorlag. Nur in 1 Fall war die Meniskusheilung fraglich, bei allen anderen nachuntersuchten Patienten lagen keine Meniskuszeichen vor, Rearthrotomien waren bisher nicht erforderlich. Das Spätergebnis wurde wesentlich beeinflußt durch zusätzliche Verletzungen und Veränderungen am Kniegelenk. Das Behandlungsergebnis ist 12mal arthroskopisch überprüft worden, im Durchschnitt 9 Monate nach dem Meniskuserhalt. In allen Fällen wurden feste, funktionstüchtige Meniskusnarben gesehen. Bei genähten isolierten Meniskusläsionen waren bei der arthroskopischen Kontrolle weder schwerwiegende Veränderungen am Meniskus noch Destruktionen am Gelenkknorpel festzustellen gewesen.

Die vorliegenden experimentellen und klinischen Erfahrungen ermutigen den Kliniker — unter Berücksichtigung der biologischen Möglichkeiten und Grenzen — , die Meniskusnaht auch in Zukunft mit in das Therapiekonzept einzubeziehen.

Literatur

1. Abbot LC, Saunders JB, Bost FC, Anderson CE (1944) Injuries to the ligaments of the knee joint. J Bone Joint Surg 26:503–521
2. Ahlers J, Müller W (1976) Die gleichzeitige Meniskusverletzung bei Tibiakopffrakturen. Hefte Unfallheilkd 126:266–267
3. Ahstrom JP (1977) Rehability of history and physical examination in diagnosis of meniscus pathology. Curr Pract Orthop Surg 7:203–222
4. Alm A, Gillquist J, Liljedahl SO (1973) The diagnostic value of arthroscopy of the knee joint. Injury 5:319–324
5. Andreesen R (1933) Über Verkalkung der Knorpelzwischenscheiben der Kniegelenke. Bruns Beitr Klin Chir 158:75–82
6. Andreesen R (1935) Das reizempfindliche Knie, unter besonderer Berücksichtigung der Meniskusschäden der Bergleute. Arch Orthop Unfallchir 35:58–72
7. Andreesen R (1937) Meniskusbeschädigung (Verletzungen und Erkrankungen) bei Sport und Arbeit. Ergeb Chir Orthop 30:24–128
8. Andreesen R (1937) Erfahrungen bei Wiedereröffnung der Kniegelenke nach Meniskusschäden. Arch Orthop Unfallchir 37:434–437
9. Andreesen R (1937) Gemeinsame Anschauungen in der Beurteilung der Meniskusschäden. Zentralbl Chir 64:223–228
10. Andreesen R (1938) Zur operativen Behandlung der Schienbeinkopfbrüche. Zentralbl Chir 65:2759–2761
11. Andreesen R (1956) Praktische Erfahrung bei der Begutachtung von Meniskusschäden. Hefte Unfallheilkd 52:214–220
12. Andreesen R, Schramm W (1975) Meniskusschäden als Berufskrankheit. MMW 117:973–976
13. Apley AG (1947) The diagnosis of meniscus injuries. J Bone Joint Surg 29:78–84
14. Arens W (1951) Innenmeniskusverletzung bei einem 9-jährigen Knaben. Monatsschr Unfallheilkd 54:248–250
15. Arnoczky SP, Warren RF (1982) Microvasculature of the human meniscus. Am J Sports Med 10:90–95
16. Arnoczky SP, Warren RF (1983) The microvasculature of the meniscus and its response to injury. Am J Sports Med 11:131–141
17. Aufdermaur M (1971) Die Bedeutung der histologischen Untersuchung des Kniegelenkmeniskus. Schweiz Med Wochenschr 101:1405–1412
18. Aufdermaur M (1979) Bewegungsapparat. In: Büchner F, Grundmann E (Hrsg) Lehrbuch der speziellen Pathologie. Urban & Schwarzenberg, München Wien Baltimore
19. Aufdermaur M, Lentzsch S (1979) Die Chondrocalcionse (Pseudogicht) des Kniegelenkmeniskus. Dtsch Med Wochenschr 104:1166–1171
20. Baetzner W (1934) Meniskus, Trauma und Schaden, auch in unfallmedizinischer Hinsicht. Med Klin 29:1145–1148
21. Baetzner W (1936) Sport und Arbeitsschäden. Thieme, Leipzig
22. Barucha E (1960) Unsere Erfahrungen über den Wert des Rauberschen Röntgen-Zeichens bei der Meniskus-Diagnose. Monatsschr Unfallheilkd 63:370–375
23. Barucha E (1967) Meniskusrisse bei Kindern. Z Orthop 102:430–436
24. Bauer R (1971) Ein Beitrag zur Frage der Total- oder Teilresektion bei traumatischen Meniskusläsionen. Arch Orthop Unfallchir 69:341–350
25. Baumgartl F, Seling K (1972) Die Arthrosehäufigkeit nach Totalexstirpation von Menisken bei Berücksichtigung der Femoropatellargelenke. Monatsschr Unfallheilkd 75:357–370

26. Becker F (1934) Tibiakopffrakturen. Dtsch Z Chir 243:189–208
27. Becker F (1936) Zerreißung eines echten Meniskusregenerates. Chirurg 8:680–683
28. Benninghoff A, Goerttler K (1964) Lehrbuch der Anatomie des Menschen, Bd 1. Urban & Schwarzenberg, München Berlin
29. Berg A van de, Dambe TL, Schweiberer L (1972) Angiographische und mikroangiographische Technik an der Tibia des Hundes. In: Loose KE (Hrsg) Angiographie und ihre Fortschritte. Thieme, Stuttgart
30. Betzel F, Bürkle de la Camp H (1965) Meniskusschäden. In: Bürkle de la Camp H, Schwaiger M (Hrsg) Handbuch der gesamten Unfallheilkunde, Bd 3. Enke, Stuttgart, S 418–423
31. Bircher E (1921) Die Arthroendoskopie. Zentralbl Chir 48:1460–1461
32. Bircher E (1922) Beitrag zur Pathologie (Arthritis deformans) and Diagnose der Meniskus-Verletzungen (Arthroendoskopie). Bruns Beitr Klin Chir 127:239–250
33. Bircher E (1931) Pneumoradiographie des Knies and anderer Gelenke. Schweiz Med Wochenschr 63:1210–1211
34. Bircher E (1933) Über Binnenverletzungen des Kniegelenkes. Arch Klin Chir 177:290–359
35. Bleuler P, Ganzoni N (1978) Arthroskopische Kniediagnostik an der nicht-spezialisierten chirurgischen Abteilung. Helv Chir Acta 45:13–16
36. Böhler L (1938) Meniskusverletzung. Wien Klin Wochenschr 51:972–977
37. Böhler L (1938) Behandlungsergebnisse der operierten Meniskusverletzungen. Wien Klin Wochenschr 51:1166
38. Böhler L (1941) Die Technik der Knochenbruchbehandlung im Frieden und im Kriege II. Maudrich, Wien
39. Böhler L (1955) Behandlung, Nachbehandlung und Begutachtung von Meniskusverletzungen. Erfahrungen an 1000 Fällen. Langenbecks Arch Chir 282:264–276
40. Böhm M (1931) Die Darstellung des Gelenkknorpels im Röntgenbild. Fortschr Röntgenstr 44:536
41. Boos O (1961) Traumatische Veränderungen des Kniegelenks. In: Hohmann G, Hackenbroch M, Lindemann K (Hrsg) Handbuch der Orthopädie, Bd 4/1. Thieme, Stuttgart, S 687–740
42. Brantigan OC, Voshell AF (1941) The mechanics of the ligaments and menisci of the knee joint. J Bone Joint Surg 23:44–46
43. Brantigan OC, Voshell AF (1943) The tibial collateral ligament: Its function, its bursal, and its relation to the medial meniscus. J Bone Joint Surg 25:121–131
44. Brantigan OC, Voshell AF (1946) Ligaments of the knee joint. The relationship of the ligament of Humphry to the ligament of Wrisberg. J Bone Joint Surg 28:66–67
45. Braus H (1921) Anatomie des Menschen I: Bewegungsapparat. Springer, Berlin
46. Brinckmann W, Frahm W (1977) Der Restmeniskus als Ursache fortbestehender Kniegelenksbeschwerden. Zentralbl Chir 102:99–102
47. Bro G (1963) Kontrastdarstellung des Kniegelenkes zur Diagnostik der Meniskusschäden. Zentralbl Chir 88:1627–1629
48. Broukhim B, Blazina ME, Fox JM, Pizzo M (1978) Retained posterior horn of the medial meniscus. Clin Orthop 136:188–190
49. Brunn M von (1907) Über ein Fibrom des äußeren Meniskus des Kniegelenkes. Bruns Beitr Klin Chir 52:610–615
50. Bruns P (1892) Die Luxation der Semilunarknorpel des Kniegelenkes. Bruns Beitr Klin Chir 9:437–464
51. Bühler U, Kieser C (1978) Endoskopische Veränderungen im Kniegelenk nach Meniskektomien. Z Unfallmed Berufskr 71:133–137
52. Bürkle de la Camp H (1935) Das reizempfindliche Kniegelenk. Arch Orthop Unfallchir 35:50–58
53. Bürkle de la Camp H (1937) Über Meniskusschäden. Arch Orthop Unfallchir 37:354–368
54. Bürkle de la Camp H (1939) Zur Technik der Meniskusoperationen. Zentralbl Chir 66:1555–1560

55. Bürkle de la Camp H (1968) Meniskusbeschädigung des Kniegelenkes. In: Fischer AW, Herget R, Mollowitz G (Hrsg) Das ärztliche Gutachten im Versicherungswesen. Barth, München, S 401–408
56. Bullough PG, Munuera L, Murphy J, Weinstein AM (1970) The strength of the menisci of the knee as it relates to their fine structure. J Bone Joint Surg (br) 52: 564–570
57. Burckhardt H (1939) Der Meniskusschaden. Seine Ätiologie und seine Begutachtung im Rahmen der allgemeinen Unfallbegutachtung. Hefte Unfallheilkd 26:1–40
58. Burman MS, Finkelstein H, Mayer L (1934) Arthroscopy of the knee joint. J Bone Joint Surg 16:255–268
59. Burri C (1980) Meniskusläsionen. Z Allg Med 56:2090–2100
60. Burri C, Rüter A (1976) Diskussionsbemerkungen und Empfehlungen. Meniscusläsion und posttraumatische Arthrose am Kniegelenk. Hefte Unfallheilkd 128:73–85
61. Burri C, Rüter A (1979) Meniscektomie. Unfallheilkunde 82:177–182
62. Cabot JR (1953) Resultados de la meniscectomia en los 800 primeros casos. Med Clin (Barc) 20:19–25 (ref. in Zentr.-Org. Ges Chir 132:170 (1954))
63. Carson RW (1979) Arthroscopic meniscectomy. Orthop Clin North Am 10:619–627
64. Casscells SW (1971) Arthroscopy of the knee joint. J Bone Joint Surg (Am) 53:287–298
65. Cassidy RE, Shaffer AJ (1981) Repair of peripheral meniscus tears: A preliminary report. Am J Sports Med 9:209–214
66. Ceelen W (1937) Pathologische Anatomie der Meniskusschäden. Arch Orthop Unfallchir 37:334–353
67. Ceelen W (1941) Über histologische Meniskusbefunde nach Unfallverletzungen. Zentralbl Chir 68:1481–1498
68. Christ A (1930) Über das Einheilen von Nahtmaterial. Dtsch Z Chir 226:13–24
69. Conforty B, Loten M (1979) Ossicles in human menisci. Clin Orthop 144:272–275
70. Cotta H (1976) Kindlicher Meniskusschaden. Hefte Unfallheilkd 128:59–65
71. Cotta H, Puhl W (1976) Pathophysiologie des Knorpelschadens. Hefte Unfallheilkd 127:1–22
72. Cotta H, Puhl W (1976) Das posttraumatische Reizknie. Hefte Unfallheilkd 128:110–117
73. Courvoisier E (1973) Fractures of the tibial tables. AO-Bulletin
74. Czipott Z (1971) Untersuchungen über die Pathogenese der Arthrosen im Anschluß an Meniskusoperationen. Z Orthop 109:82–94
75. Czipott Z, Baradnay G (1971) Untersuchungen über die Ersatzgewebsbildungen nach Meniskektomien. Z Orthop 109:440–451
76. Dandy DJ (1978) Early results of closed partial meniscectomy. Br Med J 1:1099–1100
77. Dandy DJ (1981) Arthroscopic surgery of the knee. Livingstone, Ediburgh London Melbourne New York
78. Dandy DJ, Jackson RW (1975) The impact of arthroscopy on the management of disorders of the knee. J Bone Joint Surg (Br) 57:346–348
79. Dandy DJ, Jackson RW (1975) The diagnosis of problems after meniscectomy. J Bone Joint Surg (Br) 57:349–352
80. Dandy DJ, Jackson RW (1975) Meniscectomy and chondromalacia of the femoral condyle. J Bone Joint Surg (Am) 57:1116–1119
81. De Haven KE (1980) Diagnosis of acute knee injuries with hemarthrosis. Am J Sports Med 8:9–14
82. Dengler S (1938) Über Ergebnisse nach Meniskusoperationen. Bruns Beitr Klin Chir 167:449–472
83. De Palma AF (1970) The management of fractures and dislocations. Saunders, Philadelphia London Toronto
84. Dick W, Glinz W, Henche HR, Ruckstuhl J, Wruhs O, Zollinger H (1978) Komplikationen der Arthroskopie. Arch Orthop Traumat Surg 92:69–73

85. Dieterich H (1931) Die Regeneration des Meniscus. Dtsch Z Chir 230:252–260
86. Di Stefano V (1980) Function, post-traumatic sequelae and current concepts of management of knee meniscus injuries. Clin Orthop 151:143–146
87. Dociu N (1978) Vicryl und sein Verhalten im Gewebe (Sonderheft). Ethicon Forum 96:3–22
88. Dorsch J (1969) Einfluß der individuellen Varus-Valgusstellung auf die Entstehung der sekundären Gonarthrose nach Totalentfernung traumatisch geschädigter Menisken. Inaugural-Dissertation, Universität Münster
89. Draenert KD, Schenk RK (1976) Morphologie und Mechanik der Menisken. Hefte Unfallheilkd 128:1–6
90. Drehmann F (1935) Angeborene Veränderungen des äußeren Meniskus als Ursache des schnappenden Knies. Z Orthop 63:212–227
91. Ehricht HG (1965) Begleitschäden am Kniegelenk bei Meniskusverletzungen. Beitr Orthop 12:715–717
92. Eichfuss HP, Eckert P (1978) Nahttechnik und chirurgisches Nahtmaterial. Aktuel Chir 13:73–84
93. Elmer RM, Moskowitz RW, Frankel VH (1977) Meniscal regeneration and post-meniscectomy degenerative joint disease. Clin Orthop 124:304–310
94. Ender J (1955) Behandlung und Behandlungsergebnisse der Schienbeinkopfbrüche. Arch Orthop Chir 47:287–306
95. Epstein J (1931) Kontrastfüllung des Kniegelenkes mit Abrodil. Zentralbl Chir 58:2507–2510
96. Eriksson E (1980) Atlas der Lokalanästhesie. Springer, Berlin Heidelberg New York
97. Etspüler R (1981) Knorpelläsionen bei Meniskusschaden. Chir Praxis 28:645–650
98. Fairbank TJ (1948) Knee changes after meniscectomy. J Bone Joint Surg (Br) 30:664–670
99. Fehr P (1946) Die histologische Untersuchung des verletzten Meniskus nach topographischen Gesichtspunkten. Z Unfallmed Berufskr 39:5–32
100. Ficat P (1957) L'arthrographie opaque du genou. Masson, Paris
101. Fick R (1911) Handbuch der Anatomie und Mechanik der Gelenke. III: Spezielle Gelenk- und Muskelmechanik. Fischer, Jena
102. Finochietto R (1939) Menisken des Knies. Prensa Med Argent 17:302–326 (ref. in: Zentr.-Organ. Ges Chir 52:671 (1931))
103. Fischedick O (1963) Die Kontrastdarstellung des Kniegelenkes nach Meniskektomie. Fortschr Röntgenstr 99:685–692
104. Fischedick O (1969) Welchen Wert hat die Kniegelenkarthrographie? Z Orthop 106:759–765
105. Fischedick O, Socha P (1960) Indikation und Ergebnisse der Kontrastdarstellung des Kniegelenkes mit positivem Kontrastmittel. Chirurg 31:13–19
106. Fischer V, Matzen K, Bruns H (1976) Arthroseauslösende Faktoren der Meniskektomie. Z Orthop 114:735–737
107. Friedrich H (1930) Über Meniskusregeneration. Zentralbl Chir 41:2534–2538
108. Fuss H (1948) Über spontane und traumatische Meniskusschäden. Arch Klin Chir 260:464–483
109. Fux HD, Brunner G (1981) Die Behandlung des Meniskusschadens: eigene Ergebnisse. Chirurg 52:275–280
110. Gaudernak T (1982) Der posttraumatische Haemarthros des Kniegelenkes – arthroskopische Abklärung der Ursachen. Unfallchirurgie 8:159–169
111. Gebhardt K (1933) Der Bandschaden des Kniegelenkes. Barth, Leipzig
112. Gebhardt K (1935) Das reizempfindliche Kniegelenk. Arch Orthop Unfallchir 35:72–76
113. Gillies H, Seligson D (1979) Precision in the diagnosis of meniscal lesions: A comparision of clinical evaluation, arthrography and arthroscopy. J Bone Joint Surg (Am) 61:343–346

114. Gillquist J, Hagberg G (1976) A new modification of the technique of arthroscopy of the knee joint. Acta Chir Scand 142:123–130
115. Gillquist J, Oretorp N (1979) Vergleichende Betrachtungen über verschiedene Arthroskope und Zugangsmöglichkeiten. Blauth W, Donner K (Hrsg) Arthroskopie des Kniegelenkes. Thieme, Stuttgart, S 64–66
116. Gillquist J, Hagberg G, Oretorp N (1977) Arthroscopy in acute injuries of the knee joint. Acta Orthop Scand 48:190–196
117. Gillquist J, Hagberg G, Oretorp N (1978) Therapeutic arthroscopy of the knee. Injury 10:128–132
118. Gillquist J, Hagberg G, Oretorp N (1979) Arthroscopic examination of the posteromedial compartment of the knee joint. Int Orthop 3:13–18
119. Gillquist J, Hagberg G, Oretorp N (1979) Arthroskopie bei alten Bandverletzungen des Kniegelenkes. In: Blauth W, Donner K (Hrsg) Arthroskopie des Kniegelenkes. Thieme, Stuttgart, S 122–125
120. Glinz W (1979) Technik der Arthroskopie unter Verwendung von Flüssigkeiten. In: Blauth W, Donner K (Hrsg) Arthroskopie des Kniegelenkes. Thieme, Stuttgart, S 49–55
121. Glinz W (1979) Diagnostische Arthroskopie und arthroskopische Operationen am Kniegelenk. Huber, Bern Stuttgart Wien
122. Glinz W (1980) Arthroskopische partielle Meniskektomie. Helv Chir Acta 47:115–119
123. Goldner RD, Kulund DN, McCue FC (1980) The "blind side" of the medial meniscus. Am J Sports Med 8:337–341
124. Grenier R, du Tremblay P (1980) Clinical judgement versus arthrography for diagnosing knee lesions. Can J Surg 23:186–188
125. Groh G (1938) Zur Technik der Meniskusoperation. Zentralbl Chir 65:302–307
126. Groh H (1943) Die Spontanlösung der Bandscheibe des Kniegelenkes (Meniskupathie). Zentralbl Chir 70:1183–1190
127. Groh H (1954) Der Meniskusschaden des Kniegelenkes als Unfall- und Aufbrauchsfolge. Enke, Stuttgart
128. Groh W (1955) Kinematische Untersuchungen des menschlichen Kniegelenkes und einiger Prothesen-Kniekonstruktionen, die als "physiologische" Kniegelenke bezeichnet werden. Arch Orthop Unfallchir 47:637–645
129. Gronert H-J, Stewin J (1980) Möglichkeiten und Grenzen der Arthroskopie beim frischen traumatischen Kniebinnenschaden. Unfallheilkunde 83:108–114
130. Gudde P, Wagenknecht R (1973) Untersuchungsergebnisse bei 50 Patienten 10–12 Jahre nach der Innenmeniskusoperation bei gleichzeitig vorliegender Ruptur des vorderen Kreuzbandes. Z Orthop 111:369–372
131. Hagemeyer FW (1956) Über das schnappende Knie und die Subluxation des Innen- und Außenmeniskus. Zentralbl Chir 81:650–664
132. Hallen LG, Lindahl O (1965) Rotation in the knee joint in experimental injury of the ligaments. Acta Orthop Scand 36:400–407
133. Hansen W (1978) Underside lesions of the meniscus. Acta Orthop Scand 49:610–614
134. Hausmann B, Forst R (1982) Nachweis einer möglichen Traumatisierung des Kniegelenkes bei der Arthroskopie. Z Orthop 120:725–728
135. Heatley FW (1980) The meniscus – can it be repaired? An experimental investigation in rabbits. J Bone Joint Surg (Br) 62:397–402
136. Hehne HJ, Hausschild G, Riede U (1980) Kontaktflächenmessungen bei experimentellen totalen und partiellen Meniskektomien als Beitrag zum Arthroseproblem. Z Orthop 118:634–635
137. Henche HR (1974) Indikation, Technik und Resultate der Arthroskopie nach Traumatisierung des Kniegelenkes. Orthopäde 3:178–183
138. Henche HR (1976) Indikation und Technik der Arthroskopie des Kniegelenkes. Orthop Prax 12:165–167

139. Henche HR (1978) Die Arthroskopie des Kniegelenkes. Springer, Berlin Heidelberg New York
140. Henche HR (1979) Instrumentelle Voraussetzungen für die Arthroskopie. In: Blauth W, Donner K (Hrsg) Arthroskopie des Kniegelenkes. Thieme, Stuttgart, S 26—29
141. Henche HR (1979) Arthroskopische Diagnostik des posttraumatischen Kniegelenkschadens. Chirurg 50:612—617
142. Henschen C (1929) Gefäßversorgung der Kniegelenkmenisken. Anatomisch-physiologische Eigenheiten des Bergländerknies. Schweiz Med Wochenschr 50:1366—1368
143. Henschen C (1930) Die mechanischen Arbeitsschäden des Kniegelenkes und der Menisken in sportlicher, militärischer und beruflicher Betätigung durch Übernützung der statischen, der dynamischen und der Schwingungselastizität („Schwingungsrisse der Menisken"). Zentralbl Chir 57:814—816
144. Herschmann H (1965) Ein Beitrag zur Sauerstoff-Arthrographie des Kniegelenkes als Hilfsmittel bei der Meniskusdiagnostik. Beitr Orthop 12:208—212
145. Herschmann H (1965) Meniskusverletzungen bei Sportlern. Beitr Orthop 12:734—735
146. Herschmann H (1965) Ergebnisse der Meniskusentfernung. Zentralbl Chir 90:393—401
147. Hertel P (1980) Verletzung und Spannung von Kniebändern. Hefte Unfallheilkd 142
148. Hertel P, Schweiberer L (1976) Diagnostik der Meniskusläsionen. Hefte Unfallheilkd 128:14—20
149. Hertel P, Schweiberer L (1980) Die Akut-Arthroskopie des Kniegelenkes als diagnostischer und therapeutischer Eingriff. Unfallheilkunde 83:233—230
150. Hertel P, Zwank L, Schweiberer L (1980) Arthroskopische Befunde beim ungeklärten blutigen Kniegelenkerguß. Hefte Unfallheilkd 148:342—347
151. Herzog R (1953) Über Meniskusschaden und Meniskusoperation unter kritischer Würdigkeit von 500 operierten Fällen. MMW 95:1076—1078
152. Hesoun P, Krakramp FK, Walther B (1978) Die Doppel-Kontrast-Arthroskopie mit Luftprallfüllung. Ihre diagnostische Relevanz in der Meniskuschirurgie. Unfallheilkunde 81:522—531
153. Hierholzer G (1976) Therapie der Meniskusverletzung. Hefte Unfallheilkd 128:21—31
154. Höhle K-D, Müller HF (1970) Unsere Erfahrungen mit der Doppelkontrastarthrographie bei Meniskusschäden. Monatsschr Unfallheilkd 73:190—194
155. Höhndorf H (1973) Pathologische Anatomie der Meniskusverletzungen und des -schadens. In: Zippel H (Hrsg) Meniskusverletzungen und -schäden. Barth, Leipzig, S 80—117
156. Höhndorf G, Weber C (1980) Gonarthroseprogredienz nach Meniskusoperation. Beitr Orthop Traumatol 27:187—193
157. Hohlbach G, Schildberg FW, Miersch WD (1981) Die Diagnostik bei traumatischem Haemarthros des Kniegelenkes unter besonderer Berücksichtigung der Arthroskopie. Unfallheilkunde 84:326—333
158. Hughston JC, Eilers AF (1973) The role of the posterior oblique ligament in repairs of acute medical (collateral) ligament tears of the knee. J Bone Joint Surg (Am) 55: 923—940
159. Hughston JC, Andrews JR, Cross MJ, Moschi A (1976) Classification of knee ligament instabilities. Part I: The medial compartment and cruciate ligament. J Bone Joint Surg (Am) 58:159—172
160. Huson A (1974) Biomechanische Probleme des Kniegelenkes. Orthopäde 3:119—126
161. Ikeuchi H (1979) Meniscus surgery using the Watanabe arthroscope. Orthop Clin 10:629—642
162. Ishido B (1923) Über den Kniegelenkmeniskus. Virchows Arch (A) 244:429—438
163. Jackson RW, Abe I (1972) The role of arthroscopy in the management of disorders of the knee. J Bone Joint Surg (Br) 54:310—322

164. Jackson RW, Dandy DJ (1976) Arthroscopy of the knee. Grune & Stratton, New York
165. Jäger M, Wirth CJ (1978) Kapselbandläsionen. Thieme, Stuttgart
166. Jäger M, Wirth CJ (1978) Die veraltete anteromediale Kniegelenkinstabilität. Unfallheilkunde 81:172–177
167. Jakoby E (1954) Erfahrungen bei Meniskusverletzungen, beim Scheibenmeniskus und Meniskusganglien. Arch Orthop Unfallchir 46:290–311
168. Jancke CE (1929) Die probatorische Arthrotomie bei unklaren Gelenkerkrankungen. Zentralbl Chir 56:1036–1039
169. Jaroschy W (1935) Der scheibenförmige Meniscus lateralis genu als Ursache des schnellenden Knies. Bruns Beitr Klin Chir 161:139–170
170. Johnson LL (1977) Comprehensive arthroscopic examination of the knee. Mosby, St. Louis
171. Johnson RJ, Pope MH (1978) Functional anatomy of the meniscus. In: AAOS Symposium on reconstructive surgery of the knee. Mosby, St. Louis Toronto London, pp 3–13
172. Johnson RJ, Kettelkamp DB, Clark W, Leaverton P (1974) Factors affecting late results after meniscectomy. J Bone Joint Surg (AM) 56:719–729
173. Jonasch E (1960) Die Verkalkung der Menisci des Kniegelenkes. Arch Orthop Unfallchir 51:659–660
174. Jonasch E (1960) Über das Auftreten von Knochenveränderungen bei Zysten des lateralen Meniskus des Kniegelenkes. Fortschr Röntgenstr 93:466–471
175. Jonasch E (1964) Das Kniegelenk. Diagnose und Therapie seiner Verletzungen und Erkrankungen. de Gruyter, Berlin
176. Jonasch E (1967) Erkennung und Beurteilung der Meniskusverletzung des Kniegelenks durch das gewöhnliche Röntgenbild. Hefte Unfallheilkd 90:1–32
177. Jungmichel D (1965) Das „schnappende Knie" im Kindesalter. Beitr Orthop 12:75–80
178. Kallweit H, Ott J, Ludwig G (1971) Erfahrungen mit der Doppelkontrastarthrographie bei Meniskusläsionen des Kniegelenkes. Monatsschr Unfallheilkd 74:320–324
179. Katzenstein M (1912) Über Gelenkeinklemmungen und ihre Behandlung, mit besonderer Berücksichtigung der Interposition des verletzten Meniskus im Kniegelenk. Arch Klin Chir 98:843–896
180. Kempf FK (1980) Treatment of meniscus defects with reference to our operative method. Arch Orthop Trauma Surg 96:95–104
181. Kettelkamp DB, Jacobs AW (1972) Tibiofemoral contact area – determination and implications. J Bone Joint Surg (Am) 54:349–356
182. Keyes EL (1933) Erosions of the articular surfaces of the knee joint. J Bone Joint Surg 15:369–371
183. Kieser C, Rüttimann A (1976) Die Arthroskopie des Kniegelenks. Schweiz Med Wochenschr 106:1631–1637
184. Kim JM, Moon MS (1979) Effect of synovectomy upon regeneration of meniscus in rabbits. Clin Orthop 141:287–294
185. King D (1936) The healing of semilunar cartilages. J Bone Joint Surg 18:333–342
186. King D (1936) Regeneration of the semilunar cartilage. Surgery 62:167–170
187. Klein W, Schultiz KP (1980) Outpatient arthroscopy under local anesthesia. Arch Orthop Trauma Surg 96:131–134
188. Knese K-H (1950) Kinematik des Kniegelenkes. Z Anat Entwicklungsgesch 115:287–322
189. Könn G (1968) Morphologie und Beurteilung der Meniskusschäden. Schriftenr Unfallmed Tagung Landesverb Gewerbl BG 5:13–15
190. Köhn G, Oellig WP (1980) Zur Morphologie und Beurteilung der Veränderungen an den Kniegelenkmenisken. Pathologe 1:206–213
191. Köhn G, Rüther M (1976) Zur pathologischen Anatomie und Beurteilung der Meniskusschäden. Hefte Unfallheilkd 128:7–13

192. Köstler J (1937) Die Blutgefäßversorgung der Menisken und ihre Bedeutung bei der Heilung von Meniskusrissen. Arch Klin Chir 187:15–18
193. Köstler J (1940) Experimentelle Versuche über Ernährungsstörungen der Menisken. Arch Klin Chir 189:49–61
194. Konjetzny GE (1912) Zur Frage der Pathogenese und des Mechanismus der Meniskusverletzungen. MMW 59:1216–1218
195. Konjetzny G (1916) Meniskusverletzung des Kniegelenkes. MMW 63:525–527
196. Korkusuz Z (1965) Knochenbildung im Meniskusgewebe des Kniegelenkes. Arch Orthop Unfallchir 58:323–330
197. Krause WR, Pope MH, Johnson RJ, Wilder DG (1976) Mechanical changes in the knee after meniscectomy. J Joint Bone Surg (Am) 58:599–604
198. Kreuscher PH (1925) Semilunar carilage disease. A plea for the early recognition by means of the arthroscope and the early treatment of this condition. IMJ 47:290–292
199. Krömer K (1935) Meniskusoperation und Unfallversicherung. Arch Orthop Unfallchir 35:526–543
200. Krömer K (1937) Die röntgenologische Darstellung des Kniegelenk-Innenraumes durch Kontrastfüllung und die Deutung der Befunde. Chirurg 9:449–463
201. Krömer K (1942) Der verletzte Meniskus. Maudrich, Wien
202. Kroiss F (1910) Die Verletzungen der Kniegelenkzwischenknorpel und ihrer Verbindungen. Beitr Klin Chir 66:598–801
203. Krüger E (1956) Das Sehnenfach des M. popliteus. Beitrag zur Anatomie des Kniegelenkes und Histologie des Meniskusschadens. Bruns Beitr Klin Chir 193:253–263
204. Kühnel G (1964) Meniskusverletzungen. Zentralbl Chir 89:89–99
205. Kunitsch G, Muhr G, Oestern H-J (1974) Die Bedeutung der Arthrographie für die Diagnostik von Meniskusschäden. Arch Orthop Unfallchir 79:335–340
206. Laarmann A (1958) Die beruflichen Voraussetzungen des „Bergmannsmeniskus". Monatsschr Unfallheilkd 61:39–43
207. Laarmann A (1960) Osteom des Kniegelenkmeniskus. Med Welt 25:1373–1374
208. Laarmann A (1977) Berufskrankheiten nach mechanischen Einwirkungen. Enke, Stuttgart
209. Lang FJ, Thurner J (1972) Meniskuserkrankungen. In: Kaufmann E, Staemmler M (Hrsg) Lehrbuch der speziellen pathologischen Anatomie, Bd 2/4. de Gruyter, Berlin New York, S 2001–2025
210. Langlotz M, Dexel M (1980) Wie zuverlässig ist die intraoperative Untersuchung des medialen Meniskushinterhorns? Diskrepanz zwischen Arthrographie und Arthrotomie. Z Orthop 118:868–873
211. Lanz T von, Wachsmuth W (Hrsg) (1972) Praktische Anatomie, Bd 1/4. Springer, Berlin Heidelberg New York
212. Last RJ (1950) The popliteus muscle and the lateral meniscus. J Bone Joint Surg (Br) 32:93–99
213. Lexer E (1933) Diskussionsbemerkung. Arch Klin Chir 177:164–165
214. Linde F (1930) Unfallzusammenhang bei Meniskusverletzung der Bergleute. Monatsschr Unfallheilkd 37:60–64
215. Löwe H (1962) Beitrag zur Diagnostik der Meniskusverletzungen des Kniegelenkes unter besonderer Berücksichtigung des Rauberschen Röntgenzeichens. Zentralbl Chir 87:721–730
216. Lutfi AM (1975) Morphological changes in the articular cartilage after meniscectomy. J Bone Joint Surg (Br) 57:525–528
217. Lysholm J, Gillquist J (1981) Endoscopic meniscectomy. Int Orthop 5:265–270
218. Lysholm J, Gillquist J (1981) Arthroscopic examination of the posterior cruciate ligament. J Bone Joint Surg (Am) 63:363–366
219. Magnus G (1934) Meniskusablösung. Monatsschr Unfallheilkd 41:340–341
220. Magnus G (1938) Unsere Stellung in der Meniskusfrage. Zentralbl Chir 65:2194–2196
221. Mandl F (1927) Zur Pathologie und Therapie der Zwischenknorpelerkrankung des Kniegelenkes. Arch Klin Chir 146:149–214

222. Mandl F (1929) Regeneration des menschlichen Kniegelenkzwischenknorpels. Zentralbl Chir 56:3265–3268
223. Mandl F (1930) Die Wiedereröffnung des Kniegelenkes nach Operationen wegen Meniskusschäden. Dtsch Z Chir 226:375–390
224. Mandl F (1935) Weitere Beobachtungen zur Regeneration des Meniskus. Zentralbl Chir 62:694–698
225. Mariani PP, Gillquist J (1981) The blind spots in arthroscopic approaches. Int Orthop 5:257–264
226. Mathur PD, McDonald JR, Ghormley RK (1949) A study of the tensile strength of the menisci of the knee. J Bone Joint Surg (Am) 31:650–654
227. McCarty DJ, Hogan HM, Gatter RA, Grossmann M (1966) Studies on pathological calcifications in human cartilage. J Bone Joint Surg (Am) 48:309–325
228. McGinty JB, Geuss LF, Marvin RA (1977) Partial or total meniscectomy. J Bone Joint Surg (Am) 59:763–766
229. McMurray TP (1942) The semilunar cartilages. Br J Surg 29:407–414
230. Medlar RC, Mandiberg JJ, Lyne ED (1980) Meniscectomies in children. Am J Sports Med 8:87–91
231. Meeder P-J (1981) Therapie der frischen und veralteten Bandinstabilität am Kniegelenk. Krankenhausarzt 54:458–468
232. Menschik A (1974) Mechanik des Kniegelenkes, 1. Teil. Z Orthop 112:481–495
233. Menschik A (1975) Mechanik des Kniegelenkes, 2. Teil. Schlußrotation. Z Orthop 113:388–400
234. Menschik A (1975) Die Kinematik des Kniegelenkes und Hinweise auf den allgemeinen gesetzmäßigen Aufbau der Wirbeltiergelenke. Hefte Unfallheilkd 126:212–220
235. Meyer S, Willenegger H, Dränert K (1975) Klinische Ergebnisse mit der Meniskusnaht. Monatsschr Unfallheilkd 78:564–571
236. Michaelis L (1931) Kontrastfüllung des Kniegelenkes mit Uroselektan. Röntgenpraxis 3:320–325
237. Minns RJ, Eng B, Campbell J (1978) The mechanical testing of a sliding meniscus knee prothesis. Clin Orthop 137:268–275
238. Mittelmeier H (1968) Gutachterliche Probleme bei Meniskusschäden. Schriftenr Unfallmed Tagung Landesverb Gewerbl BG 5:29–47
239. Mittelmeier H (1973) Meniskusverletzungen. Z Orthop 111:386–394
240. Mockwitz J, Tamm J, Schellmann W-D (1980) Der Stellenwert der Arthroskopie bei der Diagnostik von traumatischen und nichttraumatischen Kniegelenkschäden. Hefte Unfallheilkd 148:350–352
241. Mohing W (1966) Die Arthrosis deformans des Kniegelenkes – Ätiologie, Pathogenese, Klinik, Begutachtung. Springer, Berlin Heidelberg New York
242. Morian R (1928) Über die Binnenverletzungen des Kniegelenkes und deren operative Dauerresultate. Dtsch Z Chir 211:318–338
243. Müller W (1976) Beitrag zur Frage der Entstehung von Meniskuszysten. Z Unfallmed Berufskr 69:116–120
244. Müller W (1980) Allgemeine Diagnostik und Soforttherapie bei Bandverletzungen am Kniegelenk. Unfallheilkunde 83:389–397
245. Müller W, Gächter A (1979) Das posttraumatisch instabile Kniegelenk. Chirurg 50:605–611
246. Muggler E, Huber D, Burri C (1975) Ergebnisse nach operativer Versorgung von 225 Tibiakopffrakturen. Chirurg 46:348–352
247. Muhr G, Wagner M (1981) Kapsel-Band-Verletzungen des Kniegelenkes. Springer, Berlin Heidelberg New York
248. Murdoch G (1957) Errors of diagnosis revealed at meniscectomy. J Bone Joint Surg (Br) 39:502–507
249. Nicholas JA (1973) The five-one reconstruction for anteromedial instability of the knee. J Bone Joint Surg (Am) 55:899–922

250. Nicholas JA, Freiberger RH, Killoran PJ (1970) Double-contrast arthrography of the knee. Its value in the management of two hundred and twenty-five knee derangements. J Bone Joint Surg (Am) 52:203–220
251. Nicolet A (1965) Die Meniskusverletzung bei Tibiakopffrakturen. Langenbecks Arch Chir 313:544–545
252. Niessen H (1934) Die Degeneration der Kniegelenkmenisken als Systemerkrankung. Arch Klin Chir 180:169–170
253. Niessen H (1934) Untersuchungen über die Zwischenknorpel der Gelenke. Arch Orthop Unfallchir 34:495–529
254. Niethard FU (1979) Der kindliche Meniskusschaden. Therapiewoche 29:3106–3114
255. Norwood LA, Andrews JA, Meisterling RC, Glancy GL (1979) Acute anteriorolateral rotatory instability of the knee. J Bone Joint Surg (Am) 61:704–709
256. Noyes FR, Paulos L, Mooar LA, Signer B (1980) Knee sprains and acute knee haemarthrosis. Phys Ther 60:1597–1601
257. Nusselt S (1975) Meniskusverletzungen bei Kindern und Jugendlichen. Aktuel Traumatol 5:313–319
258. Oberholzer J (1933) Die Technik der Pneumoradiographie des Kniegelenkes nach Bircher. Zentralbl Chir 60:1522–1526
259. Oberholzer J (1936) Ergänzung zur Technik der Pneumoradiographie der Gelenke und besonders des Kniegelenkes. Zentralbl Chir 63:2117–2119
260. Oberholzer J (1938) Röntgendiagnostik der Gelenke mittels Doppelkontrastmethode. Thieme, Leipzig
261. O'Connor RL (1977) Arthroscopy. Lippincott, Philadelphia Toronto
262. O'Donoghue DH (1950) Surgical treatment of fresh injuries of the major ligaments of the knee. J Bone Joint Surg (Am) 32:721–738
263. O'Donoghue DH (1955) An analysis of endresults of surgical treatment of major injuries of the ligaments of the knee. J Bone Joint Surg (Am) 37:1–13
264. Oellig WP, Rüther M (1981) Zur Morphologie und Beurteilung der Rißbeschädigungen am Kniegelenkmeniskus. Unfallheilkunde 84:295–302
265. Oestern HF (1948) Die Spontanverkalkungen der Menisken des Kniegelenkes. Arch Klin Chir 260:532–543
266. Ohnsorge J (1969) Arthroskopie des Kniegelenkes mittels Glasfasern. Z Orthop 106:535–538
267. Ohnsorge J (1969) Farbphotographie des Kniegelenkinnenraumes über ein neues Glasfiberendoskop. Langenbecks Arch Chir 325:965–967
268. Oretorp N, Gillquist J (1979) Transcutaneous meniscectomy under arthroscopic control. Int Orthop 3:19–25
269. Oretorp N, Alm A, Ekström H, Gillquist J (1978) Immediate effects of meniscectomy of the knee joint. Acta Orthop Scand 49:407–414
270. Palmer I (1949) On injuries of the posterior horn of the mediale semilunar cartilage. Acta Chir Scand 98:523–529
271. Payr E (1936) Zur Meniskusfrage, Vor- und Nacherkrankung des Gelenkes, Sportunfall, Berufsschadenfolge. Zentralbl Chir 63:976–980
272. Pfab B (1927) Zur Blutgefäßversorgung der Menisci und Kreuzbänder. Dtsch Z Chir 205:258–264
273. Pfab B (1928) Zur Gefäßversorgung der Menisci. Zentralbl Chir 55:731
274. Pfaehler E (1962) Zur Behandlung von Tibiakopfbrüchen auf Grund von 179 Fällen aus dem Krankengut der Schweizerischen Unfallversicherungsanstalt der Jahre 1950–1954. Z Unfallmed Berufskr 55:325–360
275. Pfeil E (1967) Meniskusläsion und Alter. Z Orthop 102:308–309
276. Port J (1979) Arthroskopie in intravenöser Lokalanästhesie unter Berücksichtigung der anschließenden Gelenkeröffnung. In: Blauth W, Donner K (Hrsg) Arthroskopie des Kniegelenkes. Thieme, Stuttgart, S 34–35
277. Price CT, Allen WC (1978) Ligament repair in the knee with preservation of the meniscus. J Bone Joint Surg (Am) 60:61–65

278. Puhl W, Dustmann HO (1973) Die Reaktionen des Gelenkknorpels auf Verletzungen (Tierexperimentelle Untersuchungen). Z Orthop 111:494–497
279. Puhl W, Dustmann HO, Schulitz K-P (1971) Knorpelveränderungen bei experimentellem Hämarthros. Z Orthop 109:475–486
280. Rahrig H (1963) Wie verläßlich sind die Symptome der Meniskusverletzung und des Meniskusschadens. Beitr Orthop 10:132–136
281. Raszeja F (1938) Untersuchungen über Entstehung und feineren Bau des Kniegelenkmeniskus. Bruns Beitr Klin Chir 167:371–387
282. Raszeja F (1938) Die degenerativen Veränderungen der Kniegelenkmenisken und ihre klinische Bedeutung. Bruns Beitr Klin Chir 167:388–413
283. Rauber A (1944) Ein wenig bekanntes Röntgensymptom bei älteren Meniskusaffektionen. Z Unfallmed Berufskr 37:168–172
284. Rauber A, Kopsch FR (1955) Lehrbuch und Atlas der Anatomie des Menschen. Thieme, Stuttgart
285. Regensburger K (1934) Die Meniskusschäden im Kniegelenk, unter besonderer Berücksichtigung der Meniskusschäden der Bergleute. Arch Orthop Unfallchir 34:116–139
286. Regensburger K (1934) Ein Beitrag zur Begutachtung der Meniskusschäden. Chirurg 6:581–587
287. Rehn E (1919) Zu den Fragen der Transplantation, Regeneration und ortseinsetzenden funktionellen Metaplasie. Arch Klin Chir 112:622–663
288. Reinbach W (1954) Die kollagenen Fibrillen in den Kniegelenkmenisken; die Ursache ihrer Entstehung und Anordnung. Arch Orthop Unfallchir 46:485–498
289. Reiter R (1978) Die Meniskopathie am arthrotischen Kniegelenk. Wien Med Wochenschr 128:325–326
290. Reus HD de (1974) Chondrocalcinose („Pseudogicht"). Dtsch Med Wochenschr 99:363–365
291. Rhinelander FW, Baragny RA (1962) Microangiography in bone healing. I. Undisplaced closed fractures. J Bone Joint Surg (Am) 44:1273–1298
292. Ricklin P (1976) Spätergebnisse nach Meniskektomie. Hefte Unfallheilkd 128:51–57
293. Ricklin P, Rüttimann A, Del Buono MS (1980) Die Meniskusläsion. Thieme, Stuttgart New York
294. Ritter A (1945) Katgut. Geschichtliche Entwicklung und heutiger Stand nebst neuen experimentellen Untersuchungsergebnissen über seine Resorption. Schwabe, Basel
295. Rittmann WW, Perren SM (1974) Corticale Knochenheilung nach Osteosynthese und Infektion. Springer, Berlin Heidelberg New York
296. Röllgen L (1928) Pathologisch-anatomische Untersuchungen von Menisken bei Sportschäden. Dtsch Z Chir 211:195–200
297. Rondi L, Marty A (1975) Zur Problematik der Spätfolgen nach Meniskektomie. Helv Chir Acta 42:489–492
298. Rosen IE (1958) Unusual intrameniscal lunulae. J Bone Joint Surg (Am) 40:925–928
299. Rostock P (1937) Schnittführung und operative Technik bei der Meniskusexstirpation. Arch Orthop Unfallchir 37:587–591
300. Rostock P (1938) Der Heilplan bei der Meniskusexstirpation. Arch Orthop Unfallchir 38:449–459
301. Rostock P, Runge H (1938) Zusammenhang zwischen Meniskusschädigung und Beruf und Sport. Arch Orthop Unfallchir 38:460–485
302. Ruckstuhl HJ (1979) Technik der Arthroskopie unter Verwendung von Kohlensäure. In: Blauth W, Donner K (Hrsg) Arthroskopie des Kniegelenkes. Thieme, Stuttgart, S 56–61
303. Rudolph H, Dölle H (1980) Kniegelenksarthroskopie. Hefte Unfallheilkund 148:347–350
304. Rüther M (1979) Zur Morphologie und Beurteilung von Rißbeschädigungen am Kniegelenkmeniskus. Inaugural Dissertation, Universität Bochum

305. Ruf P (1966) Beitrag zur Behandlung der Schienbeinkopfbrüche. Monatsschr Unfallheilkd 69:74–79
306. Sandritter W (1968) Histopathologie, 3. Aufl. Schattauer, Stuttgart New York
307. Schaer H (1938) Der Meniskusschaden als klinisches, anatomisch-pathologisches und unfallmedizinisches Problem. Thieme, Leipzig
308. Scharizer E (1957) Fehler bei der Diagnose von Meniskusverletzungen. Monatsschr Unfallheilkd 60:4–17
309. Scheibe J (1963) Spätergebnisse nach Meniskusoperationen. Monatsschr Unfallheilkd 66:330–335
310. Schellmann WD, Mockwitz J (1978) Zur Technik der Arthroskopie des Kniegelenkes. Unfallchirurgie 4:242–245
311. Schellmann WD, Mockwitz J (1980) Technische Probleme bei der Arthroskopie. Hefte Unfallheilkd 148:337–338
312. Scheuer I (1980) Die arthroskopische Diagnostik bei Kniebandschäden. Unfallheilkunde 83:398–404
313. Scheuer I (1981) Unklare Knieinnenschäden nach Unfall beim Kinde, arthroskopische Abklärung und Therapie. Z Kinderchir (Suppl) 33:230–235
314. Scheuer I (1982) Die Kniegelenkspiegelung. Technik, Indikation und Aussagefähigkeit. Therapiewoche 32:239–247
315. Scheuer I (1982) Die Akutarthroskopie. Schriftenr Unfallmed Tagung Landesverb Gewerbl BG 48:151–161
316. Scheuer I, Lies A (1981) Die Arthroskopie – ein diagnostisches Hilfsmittel zur Abklärung von Kniesteifen. Hefte Unfallheilkd 153:453–458
317. Scheuer I, Rehn J (1978) Die Technik der Arthroskopie mit Lachgasfüllung. Unfallheilkunde 81:661–663
318. Scheuer I, Decker S, Müller-Färber J (1980) Kniearthroskopie beim älteren Menschen – Beurteilungs- und Beweismittel bei Knorpel- und Meniskusschäden. Hefte Unfallheilkd 148:352–356
319. Schilling H (1963) Vollständige oder teilweise Meniskusentfernung? Monatsschr Unfallheilkd 66:81–87
320. Schilling H (1963) Rearthrotomien nach Meniskusoperationen. Monatsschr Unfallheilkd 66:424–438
321. Schilling H (1964) Das Verhalten von Meniskusresten und Ersatzgewebsbildungen. Monatsschr Unfallheilkd 67:63–74
322. Schlüter K, Becker R (1954) Fehlform des äußeren Meniskus als Ursache des schnappenden Kniegelenkes. Chirurg 25:499–505
323. Schmelzeisen H (1977) Knorpelschädigung durch Änderung des pH-Milieus im Gelenk. Hefte Unfallheilkd 129:235–237
324. Schneider PG (1975) Meniskusschäden bei Berufsfußballern. Z Orthop 113:666–668
325. Scholz J, Weyrauch U (1981) Korrelation zwischen Arthrographie- und Operationsbefund bei Meniskusläsionen. Z Orthop 119:177–181
326. Scholz O, Tauchmann R (1971) Ergebnisse und Erfahrungen mit der Doppelkontrastarthrographie bei der Diagnostik von Meniskusschäden. Zentralbl Chir 96:1049–1053
327. Schreiber A, Dexel M (1979) Gonarthrose nach Meniskektomie und Meniskektomie bei Gonarthrose. Chirurg 50:618–625
328. Schreiber A, Dexel M (1979) Spätresultate nach Meniskektomie. Orthop Prax 15:804–807
329. Schreiber A, Dexel M, Dietschi C (1977) Spätresultate nach Meniskektomie. Z Unfallmed Berufskr 70–63–68
330. Schulitz KP (1973) Meniskusverletzungen im Kindes- und Jugendalter. Arch Orthop Unfallchir 76:195–204
331. Schulte F (1950) Beitrag zur Kenntnis der primären Meniskusverkalkung. Zentralbl Chir 75:214–215

332. Schum H (1933) Ergebnisse der Pneumoradiographie des Kniegelenkes. Arch Klin Chir 177:168–171
333. Schweizer AO (1931) Untersuchung über die Elastizität der Kniegelenkminisci. Bruns Beitr Klin Chir 153:570–587
334. Schweizer AO (1931) Der Impressionsmodul der Kniegelenkminiski. Bruns Beitr Klin Chir 153:588–594
335. Schweizer AO (1931) Versuch einer Analyse der Elastizitätskurven gedehnter Kniegelenkminiski. Bruns Beitr Klin Chir 153:595–599
336. Seedhom BB, Dowson D, Wright V (1974) Functions of the menisci – a preliminary study. J Bone Joint Surg (Br) 56:381–382
337. Shapiro F, Glimcher J (1980) Induction of osteoarthrosis in the rabbit knee joint. Clin Orthop 147:287–295
338. Shrive N (1974) The weight-bearing role of the meniscus of the knee. J Bone Joint Surg (Br) 56:381
339. Siegmund H (1937) Zur pathologischen Antomie des Meniscus- und Bandscheibenverletzungen. Arch Orthop Unfallchir 37:368–376
340. Sim FH (1980) Complications and late results of meniscectomy. In: AAOS Symposium on the athlete's Knee surgical repair and reconstruction. Mosby, St. Louis Toronto London, pp 141–152
341. Simon WH, Friedenberg S, Richardson S (1973) Joint congruence. J Bone Joint Surg (Am) 55:1614–1620
342. Slany A (1941) Autoptische Reihenuntersuchungen an Kniegelenken mit besonderer Berücksichtigung der Meniscus-Pathologie. Arch Orthop Unfallchir 41:256–286
343. Slocum DB, Larson RL (1968) Rotatory instability of the knee. J Bone Joint Surg (Am) 50:211–225
344. Smillie I (1974) Diseases of the knee joint. Livingstone, Edinburgh London
345. Smillie I (1977) Degenerative lesions of the menisci. J Bone Joint Surg (Br) 59:100–101
346. Somerville EW (1946) Air arthrography as an aid to diagnosis of lesions of the menisci of the knee joint. J Bone Joint Surg (Am) 28:451–465
347. Sommer R (1937) Die Endoskopie des Kniegelenkes. Zentralbl Chir 64:1692–1697
348. Sonne-Holm S, Fledelius J, Aln N (1980) Results after meniscectomy in 147 athletes. Acta Orthop Scand 51:303–309
349. Sonnenschein A (1952) Biologie, Pathologie und Therapie der Gelenke dargestellt am Kniegelenk. Hollinek, Wien
350. Springorum PW (1959) Meniskusläsionen bei Jugendlichen. Zentralbl Chir 84:1581–1587
351. Springorum PW (1960) Anamnese und Befunde bei Meniskusläsionen. Monatschr Unfallheilkd 63:201–206
352. Springorum PW (1960) Formen des Meniskusrisses. Monatsschr Unfallheilkd 65:311–318
353. Springorum PW (1968) Berufliche Meniskusschäden außerhalb des Bergbaus. Monatsschr Unfallheilkd 71:288–294
354. Stanisic M, Gerber T (1975) Knochenbildung im Meniskus. Helv Chir Acta 42:35–38
355. Steinmann F (1922) Unfallmedizinische Studie über Meniskusverletzungen des Kniegelenkes. Schweiz Rundsch Med 22:110–113
356. Strasser H (1917(Lehrbuch der Muskel- und Gelenkmechanik, Bd 3. Springer, Berlin
357. Streli R (1956) Meniskusverletzung mit und ohne operative Behandlung. Chirurg 27:260–262
358. Stumpfegger L (1937) Meniskusvernarbung nach Schienbeinkopfbrüchen. Arch Klin Chir 189:226–227
359. Stumpfegger L (1940) Wiedereröffnung von Kniegelenken nach Meniskusoperationen. Arch Klin Chir 199:62–75
360. Symeonides PP, Joannides G (1972) Ossicles in the knee menisci. J Bone Joint Surg (Am) 54:1288–1292
361. Gestrichen

362. Tapper EM, Hoover NW (1969) Late results after meniscectomy. J Bone Joint Surg (Am) 51:517–526
363. Tegtmeyer CJ, McCue FC, Higgins SM, Ball DW (1979) Arthrography of the knee. A comparative study of the accuracy of single and double contrast techniques. Radiology 132:37–41
364. Thiele K (1968) Schienbeinkopfbrüche. Bruchformen, Behandlung, Spätergebnisse bei 486 Fällen. Hefte Unfallheilkd 95
365. Thijn CJP (1979) Arthrography of the knee joint. Springer, Berlin Heidelberg New York
366. Thurner J, Nigrisoli P (1957) Zur Klinik und Pathogenese der Meniskuszysten. Z Orthop 88:164–179
367. Tobler T (1933) Zur normalen und pathologischen Histologie des Kniegelenkmeniskus. Arch Klin Chir 177:483–495
368. Tobler T (1938) Die Bedeutung der Reparationserscheinungen am verletzten Kniegelenkmeniskus für die Beurteilung des Alters der Verletzung. Helv Med Acta 5:931–946
369. Töndury G (1970) Angewandte und topographische Anatomie. Thieme, Stuttgart
370. Travaglini F, Thurner J (1957) Zur Klinik und Pathogenese der Zysten (Ganglien) im Bereich des Kniegelenkes. Z Orthop 88:536–545
371. Triendl E (1939) Untersuchungen über Kniegelenkmenisken von Bergbewohnern. Arch Klin Chir 195:372–397
372. Trillat A (1962) Lésions traumatiques du ménisque interne du genou. Rev Chir Orthop 48:551–560
373. Ulrichs B (1930) Technik und Ergebnisse der Sauerstoffüllung des Kniegelenkes. Fortschr Röntgenstr (Suppl 21) 42:53–57
374. Unger H (1963) Differentialdiagnose der Kniegelenkserkrankungen. Beitr Orthop Traumatol 10:126–130
375. Vahvanen V, Aalto K (1979) Meniscectomy in children. Acta Orthop Scand 50:791–795
376. Valentin B (1961) Die erste Beschreibung der Kniegelenkmeniskusläsion. Arch Orthop Unfallchir 52:666–670
377. Vater W (1962) Das Raubersche Zeichen in der Meniskusdiagnostik. Beitr Orthop Traumatol 9:370–375
378. Vaubel E (1938) Die Endoskopie des Kniegelenkes. Z Rheumaforsch 1:210–213
379. Vogeler K (1930) Über die Naht des Meniskus. Zentralbl Chir 57:1458–1463
380. Vollbrecht (1898) Ueber umschriebene Binnenverletzungen des Kniegelenkes. Beitr Klin Chir 21:216–283
381. Wagner HJ (1976) Die Kollagenfaserarchitektur der Menisken des menschlichen Kniegelenkes. Z Mikrosk Anat Forsch 90:302–324
382. Wagner W (1932) Meniskusverkalkungen. Zentralbl Chir 59:1197
383. Walcher K, Meister P, Lüdinghausen M von, Stürz H (1973) Druckbedingte Veränderungen der Meniski im Tierexperiment. Arch Orthop Unfallchir 76:65–77
384. Walker PS, Erkmann MJ (1975) The role of the meniscus in force transmission across the knee, Clin Orthop 109:184–192
385. Wang CJ, Walker PS (1974) Rotatory laxity of the human knee joint. J Bone Joint Surg (Am) 56:161–170
386. Warren LF, Marshall JL, Girgis F (1974) The prime static stabilizer of the medial side of the knee. J Bone Joint Surg (Am) 56:665–674
387. Watanabe M, Takeda S, Ikeuchi H (1979) Atlas of arthroscopy. Springer, Berlin Heidelberg New York
388. Watzka M (1964) Kurzlehrbuch der Histologie und mikroskopischen Anatomie des Menschen. Schattauer, Stuttgart
389. Weller S, Köhnlein E (1962) Die Traumatologie des Kniegelenks. Thieme, Stuttgart
390. Weller S (1976) Möglichkeiten der Knorpelschädigung durch intraarticuläre pH-Milieu-Veränderungen. Hefte Unfallheilkd 128:98–109

391. Werndorff R, Robinson R (1905) Über intraarticuläre und interstitielle Sauerstoffinsufflation zu radiologisch-diagnostischen und therapeutischen Zwecken. Verh Dtsch Ges Orthop Chir IV. Kongreß 9–11
392. Whipple TL, Bassett FH (1978) Arthroscopic examination of the knee. J Bone Joint Surg (Am) 60:444–453
393. Wigren A, Kolstad K, Brunk U (1978) Formation of new menisci after polycentric knee arthroplasty. Acta Orthop Scand 49:615–617
394. Wilcke KH (1939) Endoskopie des Kniegelenkes an der Leiche. Bruns Beitr Klin Chir 169:75–83
395. Willenegger J, Müller J (1970) Ergebnisse und Technik der Meniskusnaht. Z Unfallmed Berufskr 63:30–33
396. Wirth CR (1981) Meniscus repair. Clin Orthop 157:153–160
397. Wittek A (1927) Über Verletzungen der Kreuzbänder des Kniegelenkes. Dtsch Z Chir 200:491–515
398. Wittmoser R (1939) Zur Histologie des Kniegelenkmeniskus im ersten und zweiten Lebensjahrzehnt. Arch Orthop Unfallchir 39:96–129
399. Wood L, Haveson SB (1966) Correlation of knee arthrograms with surgical findings. J Bone Joint Surg (Am) 48:1226
400. Wruhs O (1970) Die Arthroskopie und Endophotographie zur Diagnostik und Dokumentation von Kniegelenkverletzungen. Wien Med Wochenschr 120:126–133
401. Wruhs O (1972) Die Arthroskopie des Kniegelenkes (Kongreßbericht). Langenbecks Arch Chir 332:880–881
402. Würdinger H, Känel O von (1964) Der Wert der Doppelkontrastarthrographie des Kniegelenkes in der Meniskuschirurgie. Chirurg 35:212–217
403. Yokum LA, Kerlan RK, Jobe FW, Carter VS, Shields CLJR, Lombardo SJ, Collins HR (1979) Isolated lateral meniscectomy. J Bone Joint Surg (Am) 61:338–342
404. Zippel H (1964) Meniskusschäden und Meniskusverletzungen. Arch Orthop Unfallchir 56:236–247
405. Zippel H (1973) Meniskusverletzungen und -schäden. Barth, Leipzig
406. Zippel H (1977) Meniskusverletzungen. Zentralbl Chir 102:924–934
407. Züllig R, Kieser C, Gross D, Rüttimann A (1978) Resultate der Restmeniskektomie. Z Unfallmed Berufskr 71:222–237

Sachverzeichnis

Arthrographie 15
Arthrose 64
Arthroskopie 16, 79
Außenrotationsbewegung 7

Chondrokalzinose 15

Drehachse 6
Druckbelastung 6

Ersatzgewebe 24, 27

Fadengranulom 58
Faserknorpel 11
Fremdkörperriesenzelle 58

Gefäßstiel, synovialer 42, 45
−, überbrückender 69
Gelenkführung 8
Gelenkoberflächenvergrößerung 8
Gelenkstabilisierung 8
Gewichtsabsorption 8
Gonarthrose 10

Heilungszeit 71

Kniegelenkarthrographie 15
Kniegelenkarthrose 70
Knorpelabbau 10
Knorpeldefekt 8
Knorpelgeschwür 64
Knorpelnutrition 8
Knorpelschaden 8f
Knorpelverletzung 9, 72
Knorpelzelle 72
Kontaktflächenmessung 7
Krafttransformation 8
Kraftübertragung 8

Lig. menisci lateralis 6
Lig. meniscofemorale anterius 6
Lig. meniscofemorale posterius 6
Lig. transversum genus 5

Meniskektomie 8, 21
Meniskopathie 12
Meniskopexie 26
Mikroradiographie 58
Meniskusanatomie 22
Meniskusdegeneration 12, 14
Meniskusentfernung 8
−, partielle 21
Meniskuserhalt 26, 67, 74
Meniskusersatzgewebe 25
Meniskusform 6
Meniskusganglion 21
Meniskusgefäß 34
Meniskusheilung 67f
Meniskuskern 11
Meniskusnaht 27, 34, 77
Meniskusnarbe 70, 72, 80
Meniskusreinsertion 26
Meniskusresektion 18, 21
Meniskusrest 25
Meniskusriß, traumatischer 12, 20
Meniskusschaden, spontaner 12
Meniskusverkalkung 15
Meniskuszonen im Querschnitt 11

Nadelstichkanal 45
Nadelstichverletzung 64
Nahtinsuffizienz 45
Nahtmaterial 69, 77
Nahttechnik 34

Operationsverfahren 21

Polydioxanon 58
Polyglactin 58
Popliteussehne 6
Pseudoknorpelzellproliferation 52
Pseudozyste 5

Rauber-Zeichen 15
"Regeneratzone" 24
Reißfestigkeit 12
Reizknie 10
Rißanfälligkeit 12
Rißrandreaktion 52
Rotationsinstabilität 8

Schrägband, hinteres 5
Schlußrotation 7

Spätschaden 10
Spontanriß 12
Stichverletzung 45
Synovitis 10

Untersuchungstechnik 5

Verschleimungsherde 52
Verschleißveränderung 12

Hefte zur Unfallheilkunde

Beihefte zur Zeitschrift „Der Unfallchirurg". Herausgeber: J. Rehn, L. Schweiberer, H. Tscherne

191. Heft: **L. Faupel**

Durchblutungsdynamik autologer Rippen- und Beckenspan-Transplantate

1988. Etwa 40 Abbildungen. Etwa 80 Seiten.
Broschiert DM 53,-. ISBN 3-540-18456-2

190. Heft: **J. W. Hanke**

Luxationsfrakturen des oberen Sprunggelenkes

Operative Behandlung und Spätergebnisse
1988. 76 Abbildungen, 16 Tabellen.
Etwa 145 Seiten. Broschiert DM 78,-.
ISBN 3-540-18225-X

189. Heft: **A. Pannike** (Hrsg.)

50. Jahrestagung der Deutschen Gesellschaft für Unfallheilkunde e.V. 19.-22. November 1986, Berlin

Präsident: H. Cotta
Redigiert von A. Pannike
1987. 486 Abbildungen. LXXV, 1243 Seiten.
(In zwei Bänden, die nur zusammen abgegeben werden.) Broschiert DM 348,-. ISBN 3-540-17434-6

188. Heft: **R. Op den Winkel**

Primäre Dickdarmanastomosen bei Peritonitis – eine Kontraindikation?

1987. 102 Abbildungen. VIII, 122 Seiten.
Broschiert DM 98,-. ISBN 3-540-17428-1

Springer-Verlag
Berlin Heidelberg New York
London Paris Tokyo

187. Heft: **W. Hohenberger**

Postsplenektomie-Infektionen

Klinische und tierexperimentelle Untersuchungen zu Inzidenz, Ätiologie und Prävention
1987. 11 Abbildungen. XI, 112 Seiten.
Broschiert DM 46,-. ISBN 3-540-17429-X

186. Heft: **U. P. Schreinlechner** (Hrsg.)

Verletzungen des Schultergelenks

21. Jahrestagung der Österreichischen Gesellschaft für Unfallchirurgie, 3.-5. Oktober 1985, Salzburg
Kongreßbericht im Auftrage des Vorstandes zusammengestellt von U. P. Schreinlechner
1987. 244 Abbildungen. XX, 487 Seiten.
Broschiert DM 198,-. ISBN 3-540-17431-1

185. Heft: **D. Wolter, K.-H. Jungbluth** (Hrsg.)

Wissenschaftliche und klinische Aspekte der Knochentransplantation

1987. 195 Abbildungen, 19 Tabellen. XII, 319 Seiten. Broschiert DM 155,-. ISBN 3-540-17312-9

184. Heft: **C. Feldmeier, M. Pöschl, H. Seesko**

Aseptische Mondbeinnekrose – Kienböck-Erkrankung

1987. 45 Abbildungen, 11 Tabellen. VIII, 78 Seiten.
Broschiert DM 68,-. ISBN 3-540-17311-0

Abonnenten der Zeitschrift erhalten die Hefte zu einem um 20 Prozent ermäßigten Vorzugspreis

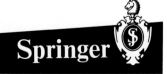

Hefte zur Unfallheilkunde

Beihefte zur Zeitschrift „Der Unfallchirurg". Herausgeber: J. Rehn, L. Schweiberer, H. Tscherne

183. Heft: **D. H. Rogge, H. Tscherne (Hrsg.)**

Zementfreie Hüftprothesen

Grundlagen, Erfahrungen, Tendenzen
1987. 89 Abbildungen. X, 172 Seiten.
Broschiert DM 88,–. ISBN 3-540-16899-0

182. Heft: **U. P. Schreinlechner (Hrsg.)**

Brüche des Oberschenkelschaftes und des distalen Oberschenkelendes

20. Jahrestagung der Österreichischen Gesellschaft für Unfallchirurgie
4.–6. Oktober 1984, Salzburg
Kongreßbericht im Auftrage des Vorstandes zusammengestellt von U. P. Schreinlechner
1986. 173 Abbildungen. XXIV, 459 Seiten.
Broschiert DM 198,–. ISBN 3-540-16273-9

181. Heft: **A. Pannike (Hrsg.)**

49. Jahrestagung der Deutschen Gesellschaft für Unfallheilkunde e.V. 13.–16. November 1985, Berlin

1986. 428 Abbildungen. XLVII, 1147 Seiten.
(In 2 Bänden, die nur zusammenabgegeben werden). Broschiert DM 298,–. ISBN 3-540-16272-0

180. Heft: **B. Helbig, W. Blauth (Hrsg.)**

Schulterschmerzen und Rupturen der Rotatorenmanschette

1986. 52 Abbildungen. X, 133 Seiten.
Broschiert DM 96,–. ISBN 3-540-16271-2

179. Heft: **H. Zilch (Hrsg.)**

Defektüberbrückung an Knochen und Weichteilen

1987. 146 Abbildungen. XVI, 256 Seiten.
Broschiert DM 98,–. ISBN 3-540-16270-4.

178. Heft: **B.-D. Katthagen**

Knochenregeneration mit Knochenersatzmaterialien

Eine tierexperimentelle Studie
1986. 94 Abbildungen, 15 Tabellen. X, 166 Seiten.
Broschiert DM 98,–. ISBN 3-540-16170-8

177. Heft: **H. Zwipp**

Die antero-laterale Rotationsinstabilität des oberen Sprunggelenkes

1986. 100 Abbildungen. XII, 179 Seiten.
Broschiert DM 98,–. ISBN 3-540-16194-5

176. Heft: **E. Böhm**

Chronische posttraumatische Osteomyelitis

Morphologie und Pathogenese
1986. 49 Abbildungen, 23 Tabellen. X, 123 Seiten.
Broschiert DM 84,–. ISBN 3-540-15918-5

Abonnenten der Zeitschrift erhalten die Hefte zu einem um 20 Prozent ermäßigten Vorzugspreis

Springer-Verlag
Berlin Heidelberg New York
London Paris Tokyo

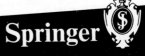